Allergien natürlich behandeln

*„Die ganze Natur soll dem Menschen dienen,*
*so dass er mit ihr wirke,*
*weil der Mensch ohne die Natur*
*weder leben noch bestehen kann."*
*(Hildegard von Bingen)*

Prof. Dr. med. Claus Schulte-Uebbing

Hildegard von Bingen

# Allergien natürlich behandeln

*Dieses Buch widme ich*
*den vielen umweltkranken Patient(inn)en*
*und allen, die sich darum bemühen,*
*ihr Leid zu lindern.*

Der Verfasser:
Prof. Dr. med. Claus Schulte-Uebbing
Frauenarzt, Onkologie, Endokrinologe,
4D-Ultraschall-CT, Immunologie, Umweltmedizin,
Naturheilverfahren, Phytotherapie

Anschrift:
Praxis Prof. Dr. med. Claus Schulte-Uebbing
Umweltmedizinisches Therapiezentrum am Dom
Weinstraße 7a (AM MARIENPLATZ)
80333 München (Zentrum)
dr-schulte-uebbing@t-online.de

Bibliografische Information der Deutschen Nationalbibliothek
Die Deutsche Nationalbibliothek verzeichnet diese Publikation
in der Deutschen Nationalbibliografie; detaillierte bibliografische
Daten sind im Internet über http://dnb.d-nb.de abrufbar.

**Besuchen Sie uns im Internet:**
**www.st-benno.de**

ISBN 978-3-7462-3055-9


Umschlag: Ulrike Vetter, Leipzig, unter Verwendung eines Bildes
von © Monkey Business Images/shutterstock
Gestaltung: Ulrike Vetter, Leipzig
Gesamtherstellung: Arnold & Domnick, Leipzig (A)

# Inhaltsverzeichnis

# Vorwort

Bereits zu Anfang des letzten Jahrtausends war Hildegard von Bingen die erste Frau im deutschsprachigen Raum, die sich nicht nur mit ökologischen Aspekten, sondern auch mit der Entstehung, Behandlung und insbesondere auch Vermeidung von Umwelt-Erkrankungen intensiv auseinandergesetzt hat.

Mit ihrer visionären Betrachtungsweise war sie ihrer Zeit um Jahrhunderte voraus. Indem sie seelische und psychische Dimensionen in die Beschreibung der Krankheitsentstehung integrierte und dabei auch stets ökologische Gesichtspunkte berücksichtigte, könnte man sie nicht nur als eigentliche Begründerin der modernen Psychosomatik, sondern darüber hinaus auch als erste Umweltmedizinerin bezeichnen. Somit ist Hildegard von Bingen viel mehr als eine historische Figur.

In Anbetracht der bedrohlichen Umweltzerstörung und der dadurch dramatisch zunehmenden umweltbedingten Erkrankungen stellt Hildegard von Bingen eine wichtige Ergänzung und Bereicherung der modernen Umweltmedizin dar.

In einer Zeit, in der sich die Folgen der Umweltzerstörung auch immer mehr psychisch in Form von Umwelt-Ängsten, „Fin du monde"- und „No Future"-Gedanken bemerkbar machen, in der die Gott- und Haltlosigkeit mehr und mehr um sich greift, zeigt sie uns den Weg zurück zur heil- und segenbringenden Einheit: In uns selbst (Körper, Seele und Geist), innerhalb der Schöpfung und insbesondere mit unserem Schöpfer.

München, März 2011

Prof. Dr. med. Claus Schulte-Uebbing

# Vorbemerkungen zur Anwendung

Viele von Hildegards allgemeinen und speziellen Rezepturen gegen umweltbedingte Erkrankungen sind heute wie damals anwendbar und können, am richtigen Platz, bei der richtigen Indikation eingesetzt, die Schulmedizin sinnvoll ergänzen.
Die in diesem Buch aufgeführten Rezepturen wurden vom Autor nach bestem Wissen und Gewissen aufgrund seiner Erfahrungen als naturheilkundlich und umweltmedizinisch orientierter Facharzt für die tägliche Praxis zusammengestellt. Auch einige neuartige Rezepturen, die bisher in anderen „Hildegard-Büchern" nicht beschrieben sind, sind aufgrund eines mehrjährigen intensiven Literaturstudiums entstanden. Dabei dienten dem Autor vor allem die Bücher „Physica" und „Causae et Curae" als Grundlage, wobei die verwendeten Texte höchstwahrscheinlich, aber nicht sicher von Hildegard stammen, da Hildegards Originalschriften „Physica" und „Causae et Curae" fehlen.

Wenngleich viele der erwähnten Rezepturen in den letzten Jahren vom Autor zum Teil mit sehr guten Erfolgen in Klinik und Praxis zum Wohle vieler Patient(inn)en angewendet werden konnten, sind auch eine ganze Reihe von Rezepturen in diesem Buch aufgeführt, die bisher noch nicht oder nicht hinreichend erprobt werden konnten.

Auch sind einige Rezepturen hinsichtlich potentieller Nebenwirkungen nicht ungefährlich. Viele Rezepturen sind sehr gut geeignet als Hilfe zur Selbsthilfe und haben sich diesbezüglich auch sehr gut bewährt.

Der Autor empfiehlt die Anwendung nach Möglichkeit nur unter Anleitung eines/einer umweltmedizinisch und naturheilkundlich versierten Therapeuten/Therapeutin.

1

# EINFÜHRUNG

## Allergien und Umweltkrankheiten

In jüngster Zeit nehmen die sogenannten „Umweltkrankheiten" erschreckend zu. Etwa jede(r) Dritte bis Vierte von uns leidet an Allergien. Jede(r) Zweite hat eine oder mehrere sogenannte „Unverträglichkeiten" von Nahrungsmitteln oder Umweltschadstoffen.

- Etwa zehn bis fünfzehn Prozent der Bevölkerung leiden heute an Heuschnupfen, vor fünfzig Jahren waren es noch etwa ein bis zwei Prozent.
- Bis zu fünfzehn Prozent der Großstadtkinder leiden unter Bronchialasthma.
- Etwa genauso viele Kinder haben immer wieder sogenannte Ekzeme (= Hautausschläge), die durch Umweltgifte verursacht oder mitverursacht sind.

Immer wieder wird darüber diskutiert, ob denn überhaupt Umweltschadstoffe die Ursache für solche Allergien sein können. Dass dies so ist, zeigt folgendes kurze Beispiel: Es ist eine Tatsache, dass die Allergien gegenüber Pollen, Milben, Haustieren und Schimmelpilzen rapide zugenommen haben.

Heute weiß man, dass dies mit einer Störung des Immunsystems einhergeht. Die Zahl der Pollen, Milben, Haustiere und Schimmelpilze hat aber nicht zugenommen, sondern eher abgenommen. Auch das immer wieder für solche Allergien verantwortlich gemachte Zigarettenrauchen hat nicht zugenommen, sondern eher abgenommen. Was aber in erheblichem Umfang produziert und in die Umwelt abgegeben wurde und wird, sind die Umweltschadstoffe:

- Jährlich lagern sich dreißigtausend Tonnen Chemikalien, meist Stäube und kleinste Partikel (= Teilchen) aus Abgasen auf unseren mitteleuropäischen Äckern an der Oberfläche der Pollen, Milben und Schimmelpilze beziehungsweise auf Fell und Haaren der Haustiere an.
- So kommt es zu einer sogenannten Potenzierung (= Mehrfachverstärkung) der allergenen Wirkung.

## Zunehmende Umweltkrankheiten:

- In Mitteleuropa hat bereits jede(r) Dritte Allergien.
- Ursachen sind chemische Schadstoffe in Luft, Boden, Wasser und Nahrungsmitteln.
- Die Nahrungsmittelallergien nehmen dramatisch zu.
- Jede(r) von uns nimmt pro Jahr mit der täglichen Nahrung ca. drei bis vier Kilogramm reine Chemie zu sich.
- Die Zahl der Krebstoten hat sich in den letzten 30 Jahren verdoppelt.
- Bösartige Haut-Erkrankungen (v. a. Melanome, Spinaliome) haben sich in diesem Zeitraum vervierfacht.
- Immer mehr Kinder erkranken an Leukämien.
- Noch nie sind so viele junge Frauen an Brustkrebs erkrankt.
- Auch der Dickdarmkrebs nimmt immer mehr zu.

- Die Abgänge und Missbildungen steigen in den Industrienationen kontinuierlich an.
- Zunehmend wird von Erkrankungen durch Dioxin-, Furan-, Pestizid- und Schwermetallbelastungen berichtet.

## Beispiel „Unerfüllter Kinderwunsch":

Am Beispiel des unerfüllten Kinderwunsches soll gezeigt werden, dass sich Umwelteinflüsse negativ auswirken können.

- Etwa jedes fünfte bis siebte Paar ist heute ungewollt kinderlos:
- Entweder kommt es durch verschiedene Schädigungsmechanismen zu gar keiner Schwangerschaft (= sogenannte Primäre Sterilität),
- oder der Schwangerschaftsverlauf ist gestört: Abgänge, Totgeburten etc.

Eine eindeutige einzelne Ursache ist nicht zu finden. Aber exakt innerhalb dieses Zeitraumes, in dem die oben genannten Krankheiten zugenommen haben, haben Belastungen mit Umweltgiften zugenommen. So kommt es beispielsweise, dass die Dioxin- und Furanwerte, die man aus Blut- oder Fettgewebsproben ermittelt, vor allem auch in der Muttermilch, oft weit über den Richtwerten liegen.

- Tagtäglich belasten zwanzig bis fünfzig völlig neuartige chemische Verbindungen zusätzlich unsere Umwelt.
- Luft, Boden, Wasser werden belastet.

- Über die Nahrungskette reichern sich hochgiftige Nervengifte an.
- Pestizide, Hormone, schwer abbaubare Organochlorverbindungen und vieles mehr belasten unser Trinkwasser.
- Viele Brunnen dürfen nur noch mit Ausnahmegenehmigungen betrieben werden, weil sie so nitratverseucht sind.
- Dazu kommt erschwerend, dass unsere Nahrung inzwischen weitgehend „industriell kaputtgemacht" ist.

In Mitteleuropa nimmt jede(r) pro Jahr mit der Nahrung bis zu zwanzig Kilogramm reine Chemie zu sich.

- Rauchen, Alkohol
- Schadstoffe in Wasser, Boden, Nahrung, Luft:
- Pflanzen-, Holzschutzmittel, Schwermetalle, Dioxine, Furane, Organochlorverbindungen etc.
- Medikamente, Kosmetika etc.

Die folgende Übersicht zeigt das breite Spektrum der Umwelteinflüsse, denen wir alle ausgesetzt sind:

**Psychische/seelische Belastungen**
Stress, Ärger, Konflikte (Partnerschaft, Familie, Arbeit)

**Herde im/am Körper**
Infektionsherde (z. B. tote Zähne, chronische Nebenhöhlen-Infekte, Blasen-Entzündungen etc.), schadstoffbelastete Textilien, Kosmetika (Cremes, Haarfärbemittel, Nagellacke etc.), Zahngifte (Amalgam, Titan-Implantate etc.), Kupfer-Spiralen, Implantate etc.

**Ernährung/Medikamente**
Tierische Fette (Fisch, Fleisch, Wild, Pilze, Innereien) mit Schwermetallen, Pestiziden, Medikament-Rückständen, Konserven, Fast food, Medikamente

**Haushaltschemikalien, Bürogifte**
Lösungsmittel, Pestizide (in Klebern, Farben, Fußböden, Decken, Möbeln), Reinigungs-, Desinfektionsmittel, Bürogeräte, EDV etc.

**Wohn-/Krebsgifte, Elektrosmog**
Lösungsmittel, Schwermetalle, Holzschutzmittel, Formaldehyd, Isozyanate, Asbest, Radon, Gleichfelder, elektrische und elektromagnetische Wechselfelder etc.

**Belasteter Standort**
Schlaf-, Wohn-, Arbeitsplatz, „Geophysikalische Anomalien"

(abgewandelt aus: Schulte-Uebbing, C.: Umweltbedingte Frauenkrankheiten, Sonntag-Verlag Stuttgart, 1995)

Konsequenzen:
Die umweltbedingten Erkrankungen nehmen dramatisch zu. Aufklärung über umweltbedingte Erkrankungen ist vorbeugende Medizin:

- Durch Schadstoffvermeidung können den Patient(inn)en viele seelische, psychische und körperliche Leiden erspart werden.
- Sofortiges Handeln ist nötig.
- Da es sich bei der Entstehung umweltbedingter Krankheiten um sehr komplizierte Mechanismen handelt, ist es zum heutigen Zeitpunkt nicht möglich, sämtliche Zusammenhänge vollständig zu beweisen.
- Es wäre jedoch aus ganzheitlicher Sicht, gerade in Hinblick auf die vielen Hilfesuchenden, die oft schwer umweltkrank sind, falsch, nichts zu tun und abzuwarten, bis die letzten wissenschaftlichen Daten vorliegen.

Bereits bei Vorliegen eines begründeten Verdachtes auf krankmachende Umweltgifte muss unverzüglich und konsequent gehandelt und vor allem behandelt werden.

## Grenzen der modernen Umweltmedizin

Nach einer umfassenden umweltmedizinischen Untersuchung können gezielte Schadstoffausleitungen, kombiniert mit ganzheitlicher Entgiftung und abwehrsteigernden Maßnahmen durchgeführt werden.

- Hier stößt die klassische Schulmedizin leider oft an ihre Grenzen.
- Gerade bei umweltbedingten Erkrankungen sind herkömmliche schulmedizinische Behandlungsmethoden häufig nicht in der Lage, meist langjährig bestehende Beschwerden zu vermindern oder gar zu beseitigen.

**Das Buch wurde so abgefasst, dass sich Kranke und Betroffene schnell orientieren können. Auch finden Sie eine Liste mit ausführlicher, weiterführender Literatur.**

## Warum gerade eine mittelalterliche Klosterfrau?

In der heutigen Zeit wird sich so manche(r) Leser(in) dieser Schriften mit der Religiosität schwer tun, die in Hildegards Schriften steckt. Viele, die vom Atheismus der heutigen Zeit geprägt sind, werden zunächst schwer Zugang zur Klosterfrau Hildegard finden können: Wer hat heute Verständnis für eine Äbtissin und Benediktinerin, die ihr ganzes Leben in einem religiösen Milieu verbrachte?

Wer Hildegards Schriften trotz möglicher oben genannter religiöser Vorbehalte objektiv und unvoreingenommen studiert, wird feststellen, dass sie nicht nur kulturhistorischen, sondern auch und insbesondere medizinischen Wert haben. Zweifellos beeinflusst von der Kloster- und Volksmedizin und von Galen gibt sie uns in ihren Werken sehr viel Neues, Brauchbares und Wissenswertes.

**Man könnte Hildegard als die erste Umweltärztin bezeichnen, zumal sie wichtige umweltmedizinische Zusammenhänge sehr gut erkannt hat.**

Bei einer genaueren Analyse muss man erkennen, dass Hildegard mit einer Fülle von Heilpflanzen, Kräutern, Bäumen und Mineralien vertraut war und uns einen großen Heilschatz hinterlassen hat. Viele Rezepturen können auch in der heutigen Zeit eingesetzt werden. Die Therapie der heiligen Hildegard bezieht die gesamte Umwelt einschließlich aller in ihr wirkenden Gesetze mit ein.

## Das Leben der Hildegard von Bingen

Es ist schon viel über die heilige Hildegard und ihre Werke geschrieben worden. Ich werde daher ihre Lebensbeschreibung nur in aller Kürze bringen.

Im Sommer 1098 wurde die heilige Hildegard zu Bermersheim bei Alzey als Tochter des Edelfreien Hiltebert von Vermerssheym und seiner Gemahlin Mechthild geboren. Mit acht Jahren kam sie in klösterliche Erziehung in die Frauenklause, die dem Benediktinerkloster auf dem Disibodenberg angeschlossen war. 1147 siedelte sie in das von ihr gegründete Kloster Rupertsberg bei Bingen über und leitete es als Äbtissin.

- Seit ihrer frühesten Kindheit war Hildegard eher schwächlich und häufig krank, doch begabt, und wurde mit 8 Jahren in klösterliche Erziehung gegeben.

- Nach ihrer eigenen Angabe besaß sie schon von ihrem fünften Lebensjahr an die Gabe, in wachem Zustand Visionen zu erleben.
- Mit zweiundvierzig Jahren begann sie, ihre Visionen aufzuschreiben und verfasste von da an viele Schriften, besonders theologischen Inhalts, aber auch naturwissenschaftlich-medizinische Werke, Gedichte und musikalische Kompositionen.

Hildegard pflegte einen ausgedehnten Briefwechsel mit Fürsten und Volk, mit hoher und niedriger Geistlichkeit, die alle Rat und Trost von ihr erbaten. Bis ins hohe Alter unternahm sie Missionsreisen in die Rhein-, Main- und Nahegegend, um vor Klerus und Volk zu predigen. Unermüdlich war sie in ihrer seelsorgerischen und auch medizinischen Tätigkeit. Sie verfasste verschiedene Schriften in lateinischer Sprache, von denen einige Naturwissenschaften und Arzneikunde behandeln.

- Hildegard war als Ärztin nicht nur in ihrem Kloster, sondern auch in der Umgebung tätig.
- Man könnte annehmen, dass sie in ihren Werken vor allem Selbsterlebtes und Selbstgesehenes wiedergibt, eventuell ergänzt durch das Wissen, das sie sich nach und nach aus anderen Schriften erworben hatte.
- Auch könnte man zunächst meinen, dass sie sich in ihren Auffassungen an Galen bzw. an seine Schule anschließt.

**Wie Hildegard in ihren Schriften allerdings selbst immer wieder betont, erhielt sie ihr Wissen und ihre Kraft durch göttliche Offenbarung.**

Am 17. September 1179, im 82. Lebensjahr, fand das segensreiche Wirken dieser für ihre Zeit einzig dastehenden Frau ein Ende. Der Prozess der Heiligsprechung wurde aus unbekannten Gründen nicht abgeschlossen, jedoch hat die katholische Kirche die heilige Hildegard in das römische Martyrologium unter dem 17. September eingereiht.

## Die Quellen der Hildegard von Bingen

Ein nicht unerhebliches Problem stellt die Tatsache dar, dass Hildegards Originalschriften „Physica" und „Causae et Curae" bis heute fehlen. Es ist nicht garantiert, dass die uns überlieferten handschriftlichen Texte alle original von Hildegard stammen. Darüber hinaus ist die Lektüre nicht immer ganz einfach, zumal diese Schriften nicht aus oratorischen Sätzen, sondern aus ungrammatischem Latein aufgebaut sind, das sehr oft mit Deutsch gemischt ist. Man geht heute davon aus, dass Hildegard ihre Werke nur zum Teil selbst niedergeschrieben hat. Ein Großteil wurde von ihr dem Kapellan Vollmar und dem Mönch Wibert diktiert, die ihre Gedanken dann niederschrieben. Aus den folgenden Zeilen Vollmars sehen wir, dass diese Gedanken bzw. Vorstellungen ganz und gar ihr Eigen waren: „Mein geliebter Sohn Vollmar verlangte eine derartige Freiheit nicht, sondern begnügte sich, meine Schriften nach den Regeln der Grammatik zu verbessern…, denn mir ist es nicht gegeben, in klassischen Worten zu sprechen."

Ob und in welchem Umfang Hildegard ihr reiches Wissen direkt aus literarischen Quellen bezogen hat, ist, wenigstens bis jetzt, nicht festgestellt.

- Manche Historiker(innen) bezweifeln eine Kenntnis der antiken Schriftsteller bei Hildegard und sind der Meinung, es ließen sich von der alten griechischen Medizin, welche besonders durch Vermittlung der Araber in Süditalien und Spanien damals schon wieder bekannt geworden war, bei Hildegard nur wenige oder sogar keine Spuren nachweisen. Sicherlich entstammen viele Kenntnisse eigenen Beobachtungen und Erfahrungen.
- Hildegard hatte eine für ihre Zeit erstaunliche Selbständigkeit des Geistes. So ist es wahrscheinlich, dass sie vorwiegend aus der reichhaltigen Klostertradition, aber auch aus Beobachtung und ärztlicher Praxis ihr reiches Wissen geschöpft hat. Manche Historiker führen Hildegards Kenntnisse auch auf das Studium zahlreicher antiker Schriftsteller zurück. Gefundene Ähnlichkeiten, beispielsweise mit Galen, sind kein Beweis dafür, dass Hildegard Galens Werke, die in ihrer lateinischen Übersetzung weit verbreitet waren, selbst kannte, zumal sie die lateinische Sprache nur ungenügend beherrschte, wie sie selbst des Öfteren betont und auch ihre Biographen berichten.
- Sie kann ihr Wissen auch nur aus mündlicher Überlieferung aus der Klostertradition oder aus der Volksmedizin geschöpft haben. Die alte Klostertradition war zum damaligen Zeitpunkt schon stark

> mit antiker Buchweisheit durchsetzt, und es fällt schwer, festzustellen, was germanisches Eigentum und was uralte Überlieferung aus der Antike ist.

Somit ist Folgendes am wahrscheinlichsten: Hildegards umweltmedizinische und ökologische Kenntnisse, wie sie in der „Physica" und in „Causae et Curae" zu Tage treten, sind eine Sammlung von Klostertradition und Volksmedizin, erweitert durch eigene Vision und Beobachtung, ergänzt und abgerundet durch viel eigene Praxis.

## Hildegard – die erste Umweltärztin

Hildegard gibt nicht nur eine zusammenhängende Beschreibung von Gesundheit und gesundem Leben, sondern darüber hinaus auch Hinweise auf umweltbedingte Krankheitsentstehung, -verhütung und Therapie.

Von hier aus wäre es vielleicht möglich, ein Bild zu schaffen, was ein gesunder Mensch machen soll, und was er nicht tun soll, um seine Gesundheit zu bewahren.

Nach Hildegard ist Gesundheit kein Zustand, sondern ein Prozess. Eine Einheit von Körper, Seele und Geist, Einklang und Harmonie mit Schöpfung und Schöpfer. Ziel der Therapie bei Hildegard ist es, ein Gleichgewicht zwischen Körper, Seele und Geist zu erhalten beziehungsweise wiederherzustellen. Dies geht nach Hildegard nur durch die Wiederherstellung einer Harmonie mit der Schöpfung und mit Gott.

*Hildegard: „… Diese Heilmittel sind von Gott gewiesen und werden den Menschen entweder gesund machen oder er muss sterben, oder Gott will nicht, dass er gesund wird …" (C.C. 165, 21)*

Somit kann man Hildegard als die erste Umweltärztin bezeichnen, zumal sie wichtige umweltmedizinische Zusammenhänge sehr gut erkannt hat. Dies geht aus den folgenden Sätzen hervor:

*„ … Die ganze Natur soll dem Menschen dienen, so dass er mit ihr wirke, weil der Mensch ohne die Natur weder leben noch bestehen kann." (P.L. 755, B)*

*„… In der gesamten Schöpfung sind geheime Heilkräfte verborgen, die kein Mensch wissen kann, wenn sie ihm nicht von Gott offenbart wurden." (L.D.O I, 4; P.L. 893 C)*

Hildegard hat ganz moderne Zusammenhänge erkannt und treffend beschrieben:

*„… Im Menschen sind Feuer, Luft, Wasser und Erde und aus ihnen besteht er. Vom Feuer hat er die Körperwärme, von der Luft den Atem, vom Wasser das Blut und von der Erde den Körper…" (C.C. 49, 29)*

*„… Diese vier Grundstoffe sind so eng verknüpft und verbunden, dass keins vom anderen getrennt werden kann. Daher halten sie so fest aneinander, dass man sie die Grundbausteine des gesamten Kosmos nennen kann…“ (C.C. 2, 37 ff)*

Analysiert man Hildegards therapeutisches Werk, so steht dieses auf vier Säulen, die nicht nur den Körper stärken und entlasten (Entgiftung, Ausleitung, Abwehrsteigerung), sondern insbesondere auch die Seele (das Gefühl) harmonisieren und den Geist (Verstand, Intellekt, Wissen) mit neuen Impulsen versehen.

Basierend auf dem Grundsatz, dass die Seele der Therapie die Therapie der Seele ist, sind die zwei Säulen „Seele“ und „Geist“ sogar wichtiger als die zwei Säulen „Körperentgiftung und -abwehr“.

Hildegard schreibt dazu:

*„…Die Seele des Menschen, die vom Himmel herab von Gott in den Menschen kommt, ihn belebt und ihn vernünftig macht, stirbt nicht, wenn sie den Menschen verlässt, sondern geht den Belohnungen für das Leben oder den Qualen ewiger Verdammnis entgegen, um ewig weiterzuleben…“*

Und am treffendsten ist die Aussage Hildegards:

*„… Die Seele der Therapie*
*ist die Therapie der Seele …“*

**Hilfe zur Selbsthilfe:**
Ein ganz wichtiges Prinzip bei Hildegard ist die „Hilfe zur Selbsthilfe". Gesundheit ist nach Hildegard eine große Gnade, ein Geschenk Gottes, für das man tagtäglich nicht nur danken, sondern auch sehr viel tun muss. Hildegard war die erste Frau, die klar ausgesprochen hat, dass jeder für seine Gesundheit selbst verantwortlich ist.

## Wichtige Prinzipien der Hildegard-Medizin

Die Hildegard-Medizin hat einen sehr bedeutenden Anteil an der Traditionellen Westlichen Medizin (TWM).

- Körperliche Krankheiten haben seelische Ursachen.
- Der Mensch ist wichtiger Teil der Schöpfung.
- Der Mensch ist auch durch die Elemente ein bedeutender Teil des Kosmos.
- Die Religio ist ein tragendes Element.
- Krankheiten sind Folge von Disharmonie der Säfte und Elemente.
- Krankheiten entstehen, wenn der Einklang mit dem Schöpfer und der Schöpfung fehlt.

Hildegard hat einige Kriterien, die bei der Entstehung, Behandlung und Vermeidung von Krankheiten eine große Rolle spielen, u.a.

- die leibseelische Konstitution,
- die Mond-Typisierung,

- die vier Säfte (Blut, Phlegma, gelbe Galle, schwarze Galle) etc.

In diesem Buch werden traditionelle und moderne Entgiftungsverfahren behandelt:

Entgiftungsverfahren:
- Aderlass
- Schröpfen
- Brennkegel
- Fasten
- Schwitzen (Sport, Sauna)
- Ölziehen
- Trinkkuren
- begleitende Phytotherapie
- Darmsanierung
- Colon-Hydro-Therapie

Differenzierung von Krankheiten:
Krankheiten werden bei Hildegard nach diversen Kriterien eingeteilt. Es gibt …

- Krankheiten mit (überwiegend) inneren Ursachen – äußeren Ursachen
- Krankheiten mit Schwäche-/Leere- oder Fülle-Zustand
- Krankheiten durch zu viel Kälte – durch zu viel Hitze
- Krankheiten durch zu wenig Feuchtigkeit – zu viel Feuchtigkeit

Kombinierte Krankheiten:
Meist handelt es sich um Krankheiten, die mehrere kombinierte Ursachen haben, z. B.

- Feuchtigkeitsüberschuss,
- Feuchtigkeitsmangel,
- kombiniert mit Schwäche, Leere, Fülle, Kälte oder Hitze.
- Habe ich eine innere Krankheit oder äußere Krankheit?
- Habe ich eine Schwäche-/Leere- oder Fülle-Krankheit?
- Habe ich zu viel Hitze oder zu viel Kälte?
- Habe ich zu wenig oder zu viel Feuchtigkeit?
- Habe ich zu wenig oder zu viel Schleim?
- Brauche ich etwas Warmes, Kaltes, Trockenes, Feuchtes?

Eine Umwelt-Krankheit hat vorwiegend äußere Ursachen.

Ursächlich äußere, krankmachende Faktoren wie z. B.

- Wind
- Wetter
- Kälte
- Hitze
- Feuchtigkeit
- Nässe
- Schleim
- Trockenheit

Weitere äußere Ursachen:

- Lebensgewohnheiten
- Tätigkeiten
- Ernährung
- Bewegung etc.

Habe ich eine Schwäche-/Leere-Krankheit?

- Ist meine Krankheit eher chronisch?
- Leide ich unter Müdigkeit, Leistungsverminderung?
- Bin ich eher blass? Sind meine Bewegungen schwächlich?
- Fühle ich mich allgemein schlapp und schwach?
- Ist meine Atmung eher oberflächlich?
- Wird mein Schmerz durch Druck besser?
- Schwitze ich spontan?
- Ist mein Zungenkörper blass mit einem geringen Belag?
- Ist mein Puls eher dünn und schwach zu tasten?

**Hildegard-Medizin bei Schwäche-/Leere-Krankheit:**

- Ernähren Sie sich von Lebensmitteln, die Ihre Leere beseitigen (d. h. Energie zuführen).
- Sie brauchen nahrhafte Lebensmittel, die mehr Energie zuführen als ableiten.
- Sie brauchen Original-Rezepturen und -Komposita (Tees, Tinkturen, Elixiere), die Energie zuführen.
- Meiden Sie Rezepturen, die nicht nähren.
- Nutzlose Nahrung ist für Sie Küchengift.

## Habe ich eine Fülle-Krankheit?

- Ist meine Krankheit eher akut?
- Sind meine Bewegungen eher kräftig und stark?
- Nehmen meine Schmerzen durch Berührung zu?
- Ist meine Stimme eher laut und klingend?
- Ist mein Atem rasselnd und schwer?
- Hat meine Zunge einen dicken Belag?

**Hildegard-Medizin bei Fülle-Krankheit:**

- Ernähren Sie sich von Lebensmitteln, die Ihre Fülle beseitigen (d. h. Energie ableiten).
- Sie brauchen neutrale (nicht fette, füllende) Lebensmittel, die mehr Energie ableiten als zuführen.
- Sie brauchen Original-Rezepturen und -Komposita (Tees, Tinkturen, Elixiere), die Ihre Fülle beseitigen. Meiden Sie fette, nahrhafte Nahrung (diese nährt die Fülle).
- Meiden Sie Rezepturen, die zu sehr nähren und verschleimen.
- Fette und verschleimende Nahrung sind für Sie Küchengifte.

## Habe ich eine Kälte-Krankheit?

- Sind meine Extremitäten kalt?
- Habe ich oft Fieber ohne Schweiß?
- Habe ich eine Abneigung gegenüber Kälte?
- Bessern sich meine Beschwerden (z. B. Schmerzen) durch Wärme?

- Ist mein Zungenkörper geschwollen und blass und hat einen feuchten, weißen Belag?

**Hildegard-Medizin bei Kälte-Krankheit:**

- Ernähren Sie sich von Lebensmitteln, die Ihre Kälte beseitigen.
- Sie brauchen Lebensmittel, die mehr wärmen als kühlen.
- Sie brauchen Original-Rezepturen und -Komposita (Tees, Tinkturen, Elixiere), die wärmen.
- Kühlende, kalte verschleimende Nahrung ist für Sie Küchengift.
- Meiden Sie Rezepturen, die zu sehr kühlen.

## Habe ich eine Hitze-Krankheit?

- Habe ich ein gerötetes Gesicht?
- Habe ich viel Durst?
- Habe ich ein allgemeines Hitzegefühl?
- Habe ich hohes Fieber?
- Bin ich übernervös, hektisch, agitiert?
- Habe ich stärkeres Verlangen nach kalten Getränken?

**Hildegard-Medizin bei Hitze-Krankheit:**

- Ernähren Sie sich von Lebensmitteln, die Ihre Hitze ableiten.
- Sie brauchen Lebensmittel, die mehr kühlen als wärmen.
- Sie brauchen Original-Rezepturen und -Komposita (Tees, Tinkturen, Elixiere), die kühlen.
- Warme, heiße Nahrung ist für Sie Küchengift.
- Meiden Sie Rezepturen, die zu sehr wärmen.

## Habe ich eine Fülle- und Hitze-Krankheit?

- primäre Hitze, Fülle mit Mangel an Befeuchtung?
- Tendenz zur Fülle (Übergewicht)
- Bluthochdruck
- Fieber (auch hohes Fieber)
- rotes Gesicht, rote Augen, geröteter Rachen
- Schweiß
- trockener Mund und trockene Kehle

**Hildegard-Medizin bei Fülle und Hitze:**

- Ernähren Sie sich von Lebensmitteln, die mehr kühlen als wärmen und mehr Energie ableiten als zuführen.
- Sie brauchen Original-Rezepturen und -Komposita (Tees, Tinkturen, Elixiere), die vorwiegend kühlen und die Fülle entleeren (= Energie ableiten).
- Meiden Sie bitte warme, heiße und fette Lebensmittel.
- Diese sind für Sie Küchengifte (z. B. Dinkel = warm, fett, kräftig). Besser ist Roggen.
- Meiden Sie Rezepturen, die zu sehr wärmen und nähren.

## Habe ich eine Leere- und Hitze-Krankheit?

- reaktive Hitze, Leere mit Mangel an Befeuchtung
- leichtes Nachmittagsfieber, nur Wangen gerötet; Gesicht blass
- Nachtschweiß, trockener Mund/Kehle weniger ausgeprägt
- Schlaflosigkeit, Unruhe

**Hildegard-Medizin bei Leere und Hitze:**

- Ernähren Sie sich von Lebensmitteln, die Ihre Leere beseitigen (d.h. Energie zuführen) und Hitze ableiten.
- Sie brauchen nahrhafte Lebensmittel, die mehr kühlen als wärmen und mehr Energie zuführen als ableiten.
- Sie brauchen Original-Rezepturen und -Komposita (Tees, Tinkturen, Elixiere), die kühlen und Energie zuführen.
- Meiden Sie bitte warme, heiße Lebensmittel.
- Meiden Sie Nahrung, die von Hildegard als „nutzlos" bezeichnet wird (diese hat keinen Nährwert).
- Warme, heiße und nutzlose Nahrung ist für Sie Küchengift.
- Meiden Sie Rezepturen, die zu sehr wärmen und nicht nähren.

## Habe ich eine Fülle- und Kälte-Krankheit?

- Frösteln, kalte Gliedmaßen, reichlich weißes Sputum
- weiche, breiige Stühle, viel heller Urin

**Hildegard-Medizin bei Fülle und Kälte:**

- Ernähren Sie sich von Lebensmitteln, die Ihre Fülle beseitigen (d.h. Energie ableiten) und die Kälte beseitigen
- Sie brauchen neutrale, nicht zu fette, füllende Lebensmittel, die mehr wärmen als kühlen und mehr Energie ableiten als zuführen.

- Sie brauchen Original-Rezepturen und -Komposita (Tees, Tinkturen, Elixiere), die gleichzeitig wärmen und die Fülle beseitigen
- Meiden Sie bitte kalte Lebensmittel. Meiden Sie Nahrung, die von Hildegard als fett oder nahrhaft bezeichnet wird (diese nährt die Fülle).
- Kühlende, kalte verschleimende und fette Nahrung ist für Sie Küchengift.
- Meiden Sie Rezepturen, die zu sehr kühlen, nähren und verschleimen.

Habe ich eine Leere- und Kälte-Krankheit?

- Frösteln
- kalte Gliedmaßen
- weißes Sputum
- breiige Stühle weniger ausgeprägt
- Antriebslosigkeit
- Zunge: blass, Belag unauffällig
- Puls: tief, schwach, langsam.

**Hildegard-Medizin bei Leere und Kälte:**

- Ernähren Sie sich von Lebensmitteln, die Ihre Leere und Ihre Kälte beseitigen.
- Sie brauchen nahrhafte Lebensmittel, die mehr wärmen als kühlen und mehr Energie zuführen als ableiten.
- Sie brauchen Original-Rezepturen und -Komposita (Tees, Tinkturen, Elixiere), die vorwiegend wärmen und Leere beseitigen (= Energie zuführen).
- Meiden Sie bitte kalte Lebensmittel.

- Meiden Sie Nahrung, die von Hildegard als nutzlos bezeichnet wird (diese nährt die Leere).
- Kühlende, kalte verschleimende und nutzlose Nahrung ist für Sie Küchengift.
- Meiden Sie Rezepturen, die zu sehr kühlen, leeren und verschleimen.

2

# Grundlagen der Umweltmedizin

## Was heißt „Umweltmedizin"?

Der Begriff „Umweltmedizin" wurde im 1991 erschienenen ersten deutschsprachigen Lehrbuch der Umweltmedizin so definiert:

> *„Umweltmedizin ist die Lehre von der Erkennung, Erforschung, Beschreibung, Prävention und Therapie umweltbedingter Erkrankungen."*

Philosophisch betrachtet, ist Umweltmedizin natürlich viel mehr als eine Lehre. Umweltmedizin ist letztlich die logische Konsequenz einer ehrlichen und aufrichtigen Dankbarkeit und Ehrfurcht des Menschen gegenüber Schöpfer und Schöpfung. (Schulte-Uebbing, C., Zahn, V., Lehrbuch der Umweltmedizin, 1991)

## Umweltmedizin nach Hildegard

Jede(r), der/die meint, die Umweltmedizin sei eine neue Wissenschaft, irrt sich. Hildegard von Bingen schrieb vor einem knappen Jahrtausend:

> *„… Die ganze Natur soll dem Menschen dienen, so dass er mit ihr wirke, weil der Mensch ohne Natur weder leben noch bestehen kann …"*

## Gesundheit als Zielorientierung:

Der berühmte Medizinhistoriker Schipperges beschreibt treffend: „... Im Mittelpunkt der älteren Heilkunde stand nicht nur der Kranke, sondern vor allem der genesende, wiederhergestellte und sein Zielbild, der Gesunde ..." In der Tat müssen wir wieder die Gesundheit und nicht die Krankheit in den Vordergrund des ärztlichen Bemühens stellen. Aus umweltmedizinischer Sicht sollten auch Ganzheitlichkeit und Ökologie wesentliche Elemente der Gesundheitsförderung sein.

## Aufgaben in der umweltmedizinischen Praxis:

- Verdacht auf Allergie oder Unverträglichkeitsreaktion: Allergie-Tests, -Behandlung
- Verdacht auf Vergiftungen: Schadstoff-Analyse und Entgiftung
- Verdacht auf immunologische Störungen: Immun-Analyse und Immun-Stärkung
- Verdacht auf metabolische Störungen durch Umwelt-Einflüsse: Stoffwechsel-Analyse und Metabolic Balancing
- Verdacht auf seelische Störungen (Umwelt-Probleme im Sinn von Gesellschaftsproblemen, Technisierung, Computerisierung, Vermassung, Isolation)

Jede(r) Therapeut(in) sieht tagtäglich Patient(inn)en, die wegen der Folgen von Umweltschadstoffen auf Körper, Seele und Geist krank geworden sind. Doch nicht jede(r) Therapeut(in) ist sich dieser Zusammenhänge bewusst. Dabei sollte gerade er ein „Seismograph" zur Früherkennung umweltbedingter Erkrankungen sein. Schließlich sieht er/sie als empirische(r) Beobachter(in) tagtäglich neurotoxische Effekte durch Lösungsmittel, Schwermetalle, Alkohol etc., Effekte durch Pestizidbelastungen, Holzschutzmittel im Haus, Fußböden aus phenolharzverleimten Spanplatten und vieles mehr. Der/Die Therapeut(in) ist meist die erste „Anlaufstelle" der Patient(inn)en, außerdem ihre Vertrauensperson und kennt darüber hinaus die sozialen, beruflichen und familiären Verhältnisse. Er/Sie sollte Bescheid wissen über regionale Umweltbelastungen, z. B. die Existenz von Müllverbrennungsanlagen, Chemiefabriken, Pestizideinträge in die Böden, Nitratbelastungen und vieles mehr.

Wo sind die Umwelt-Gifte?

- Wasser, Boden, Nahrung, Luft
- Wohnung, Arbeitsplatz, Freizeit, Hobby
- Nahrung (v. a. im Fett: Schwermetalle, Xeno-Hormone, Pestizide, Medikamenten-Rückstände), Alkohol
- Körper (Amalgam, Implantate, Piercing)
- Kosmetika (Nagellack etc.)
- (Passiv-)Rauchen
- Reinigungsmittel
- Lösungsmittel: Toluol, Xylol etc.
- Farben, Lacke (z. B. DD-Lacke, Nitro-Lacke, schwermetall- und lösungsmittelhaltige Lacke und Farben)
- Pestizide

„Gesundheit" aus umweltmedizinischer Sicht:
Es gibt viele Möglichkeiten, den Begriff „Gesundheit" zu definieren. Aus umweltmedizinischer Sicht ist Gesundheit kein Zustand, sondern ein Prozess. Sie muss täglich neu errungen werden und ist letztlich die Folge eines sinnvollen und ausgewogenen Umgangs mit den elementaren Grundbedürfnissen des menschlichen Lebens unter Berücksichtigung lebenswichtiger ökologischer Zusammenhänge.

**Nach Hildegard von Bingen ist Gesundheit „Einklang mit Schöpfer und Schöpfung". Nach Hildegard ist nur so eine „absolute Harmonie zwischen Körper, Seele und Geist" möglich.**

Gesundheit nach Hildegard im weiteren Sinne ist somit immer abhängig von der individuellen Lebenserfahrung, vom persönlichen Verhalten in Familie, Freundschaft, Arbeit und Freizeit und setzt Eigeninitiative und Selbstvertrauen voraus. Die Gesundheit des /der Einzelnen und der Bevölkerung ist abhängig von gesellschaftspolitischen Bedingungen. Sie kann nur erhalten werden, wenn die Einheit von Körper, Seele und Geist im Mittelpunkt aller Bemühungen steht.

## Umwelt als Krankheitsursache

Die biologischen Lebensgrundlagen des Menschen waren noch nie so sehr bedroht wie heute:

- Das Trinkwasser ist verseucht mit Nitraten, Pestiziden und schwer abbaubaren Schadstoffen.
- Die Luft ist voll von Auto- und Industrieabgasen. Rauchende Kamine, rauchende Mitmenschen.
- Unsere Grundnahrungsmittel sind vollsynthetische chemische Produkte.
- Das „tägliche Brot" ist eine Mixtur aus Backpulver, Enzymen, Stabilisatoren, Geschmacksverstärkern etc.
- Obst und Gemüse sind bestrahlt und angereichert mit Kunstdünger, Pestiziden, Konservierungsmitteln.
- Unsere Wohn- und Arbeitsplätze sind schadstoffbelastet.
- Inneneinrichtung, Möbel, Teppiche, Tapeten sind verseucht mit Holzschutz- und Lösungsmitteln, Formaldehyd etc.

## Allergien und Umweltkrankheiten

Durch die im letzten Abschnitt genannten Umweltschadstoffe und -einflüsse können verschiedenste, zum Teil auch ganz neuartige Krankheitsbilder und Erkrankungen verursacht werden. Da hier im Rahmen dieses Buches nur eine ganz knappe Übersicht gegeben werden kann, soll an dieser Stelle auf das ausführliche Literaturverzeichnis hingewiesen werden. Hier eine unvollständige Übersicht, bezogen auf die einzelnen Fachgebiete:

**Augenheilkunde**
Chronische Augenschleimhautreizungen, chronische Sehstörungen etc.

**Chirurgie**
Schadstoffbedingter Magen-, Dickdarmkrebs, schadstoffbedingte Leber-Tumoren, schadstoffbedingte Pankreas-Tumoren etc.

**Dermatologie**
Chronische schadstoffbedingte Neurodermitis, Nahrungsmittelallergien, schadstoffbedingte Chlorakne, sonstige allergische Reaktionen etc.

**Frauenheilkunde**
Unerfüllter Kinderwunsch, Abgänge, Missbildungen, Brustkrebs, Eierstockkrebs, Gebärmuttermyome, Endometriose, hormonelle Störungen, Pilz-Erkrankungen etc.

**Hals-Nasen-Ohrenheilkunde**
Chronisches Ohrensausen (Tinnitus), schadstoffbedingte chronische Stirn- und Nasennebenhöhlen-Entzündungen, Halsschmerzen, Rachen-Reizungen und -Entzündungen, Schnupfen, Kehlkopfkrebs etc.

**Innere Medizin**
Bronchitis, Nahrungsmittel-Unverträglichkeiten, -Allergien, Leber-Erkrankungen, Schilddrüsen-Erkrankungen, Colitis ulcerosa, Müdigkeitssyndrom, Sick Building Syndrome, Nahrungsmittelallergien, Herzrhythmusstörungen, schadstoffbedingte Neurodermitis, etc.

**Kinderheilkunde**
Plötzlicher Kindstod (SIDS), chronisch schadstoffbedingte Neurodermitis, Pseudokrupp, Asthma, hyperaktives Kind, schadstoffbedingte Leukämie etc.

**Neurologie/Psychiatrie**
Schadstoffbedingte Depressionen, neuromuskuläre Erkrankungen, Polyneuropathien, Amalgam-Syndrom, schadstoffbedingte Leistungsschwäche, Gedächtnisstörung etc.

**Urologie**
Schadstoffbedingter Blasen-, Prostatakrebs, Zeugungsunfähigkeit des Mannes etc.

**Zahnheilkunde**
Amalgam-Syndrom, Schwermetall-Unverträglichkeit, Palladiumvergiftung etc.

## Beschwerdebilder bei umweltbedingten Erkrankungen

Allgemeine Beschwerden:

- Allgemeines Krankheitsgefühl
- innere Unruhe
- Reizbarkeit
- Überempfindlichkeit gegen Wärme/Kälte
- Schlaflosigkeit
- Abgeschlagenheit
- Müdigkeit, Mattigkeit
- Schwächegefühl

- Zahnschmerzen
- Brechreiz
- Blähungen
- Schluckstörungen

Spezielle Beschwerden:

- Infektanfälligkeit
- Durchfall
- Herzrhythmusstörungen
- Blutdruckschwankungen
- Herzstolpern

Beschwerden an der Haut:

- Haarausfall
- Brennen
- Juckreiz
- Nässen
- Trockenheit
- Ausschläge
- Blasen
- Hautwunden im Mundwinkelbereich
- Afterjucken

Augenbeschwerden:

- Brennen
- Juckreiz
- Schmerzen
- Entzündungen
- starkes Tränen
- Sehstörungen
- Lidschwellungen

HNO-Beschwerden:

- Mundtrockenheit
- unregelmäßige Atmung
- Juckreiz
- Niesreiz
- laufende bzw. verstopfte Nase
- Heiserkeit
- Husten
- Ohrgeräusche
- Schwindel
- immer wiederkehrende Schwerhörigkeit

Orthopädische Beschwerden:

- Gelenkschmerzen
- Kraftlosigkeit
- Spastische Krämpfe
- Rückenschmerzen

Urologische Beschwerden:

- Häufiges oder unregelmäßiges Wasserlassen
- Juckreiz
- Potenzstörungen

Neurologische Beschwerden:

- Krämpfe
- Lähmungen
- Kopfschmerzen
- Koordinationsstörungen, Migräne

Psychische Beschwerden:

- Depressivität
- Angst
- übernatürlich starke Aktivität
- Antriebs- und Leistungsschwäche
- Gedächtnis-, Wortfindungsschwäche
- Verhaltensstörungen
- Konzentrationsstörungen

Oft können unspezifische, diagnostisch nur schwer auswertbare Symptome Vorankündigungen umweltbedingter Krankheiten bzw. Hinweise für bereits vorhandene Erkrankungen sein. Ein ganz wesentlicher Punkt bei der Betrachtung umweltbedingter Erkrankungen ist die Gesamtbelastung des Organismus.

## „Dekompensationszeichen"

Wenn die durch Alter, Geschlecht, Erbfaktoren, Trainings- und Ernährungszustand sowie Organschäden vorgegebene individuelle Regulations- und Widerstandskraft des Organismus gegenüber von außen einwirkenden Chemikalien, Strahlungen etc. geschwächt ist, kann der Körper innerhalb seiner begrenzten eigenen Möglichkeiten nicht mehr gegensteuern. Es kommt dann zur sogenannten „Dekompensation" (= der Körper ist erschöpft) und zu Funktionsstörungen, die im weiteren Verlauf zu sogenannten „manifesten" (d.h. bereits vorhandenen) Erkrankungen führen. Dabei können dann auch die in kleinen Mengen, aber über lange Zeiträume aufgenommenen Schadstoffe von Bedeutung sein. In diesen Formenkreis gehören auch die durch das Verhältnis zur Umwelt bedingten sogenannten „psychosomatischen" (d.h. Körper und Seele betreffenden) Störungen. Sie spiegeln den seelischen und geistigen Status wieder, der besonders empfindlich auf negative Umwelteinflüsse reagiert. Gerade hier ist die Hildegard-Heilkunde eine sinnvolle und notwendige Ergänzung der Schulmedizin.

## Entstehung von Umweltkrankheiten

Eine Reihe von Stressauslösern, wie z.B. Chemikalien oder Strahlung, addieren bzw. potenzieren sich zur Gesamtbelastung des Körpers. Je nach individueller Regulations- und Kompensationsschwelle reagiert der menschliche Organismus mit insgesamt 4 Phasen:

**Stressauslösende Umweltursachen**
Chemikalien, Strahlung, Bakterien, Viren, Pollen
Nahrungsmittelgifte, Luftschadstoffe, Lärm, Ärger, Stress

**Belastbarkeit**
psychischer und seelischer Zustand
Alter, Erbfaktoren, Ernährungs- und Trainingszustand, Organschäden

**Phase 1 (verstärkte Erstreaktion)**
Erstkontakt: Starke seelische, psychische und körperliche Reaktion

**Phase 2 (Widerstandsphase)**
Adaptation des Körpers an Umweltstressoren, psychischer Widerstand
geringe Symptomatik, erhöhte Stoffwechselleistungen:
seelisches und psychisches Gleichgewicht gestört

**Phase 3 (Zusammenbruch)**
fortschreitende Schädigung des Organismus, stärkste Symptome, Manifestation von Erkrankungen

**Phase 4 (Sterben und Tod)**
Absterben des Organismus, irreversible Schäden, Tod

Die allermeisten Patienten suchen erst in der Phase der Anergie oder Dekompensation den Arzt/die Ärztin auf. Es ist Aufgabe und Ziel der Umweltmedizin, dass bereits vor der Phase 1 eingegriffen wird.

## Umwelteinflüsse auf das Immunsystem

Zwei Systeme im menschlichen Körper stehen in ständiger Wechselbeziehung zwischen der Umwelt, dem inneren Körpermilieu, dem Immunsystem und dem Zentralen Nervensystem. Beide Systeme können verantwortlich sein für die Entstehung umweltbedingter Erkrankungen. Störungen des Immunsystems sind für die Entstehung vieler Erkrankungen verantwortlich, so z. B. für die Entwicklung von Allergien. Wissenschaftliche Untersuchungen haben gezeigt, dass Umweltfaktoren in beide Systeme eingreifen können. So kann z. B. äußerer Stress auf biochemischem Weg Krankheiten hervorrufen. Bei entzündlichen Prozessen, die durch Umweltkrankheiten ausgelöst werden, handelt es sich zwar um Reaktionen des Immunsystems, nicht aber um biochemische Prozesse, die einen immunologischen Charakter aufweisen; denn wie auch immer die entzündlichen Vorgänge verursacht werden, das Ergebnis ist immer eine Beeinträchtigung der Funktion des betreffenden Gewebes. Am häufigsten wird bei Umweltkrankheiten eine Veränderung der sogenannten T-Lymphozyten in Funktion und Anzahl gefunden. Diese können u.a. durch Nahrungsmittelgifte, Chemikalien und psychosozialen Stress in ihrer Funktion beeinträchtigt werden.

Experimentelle Versuche haben gezeigt, dass vor allem auch Stressphänomene die Funktion der T-Lymphozyten beeinträchtigen können. Auch muss angenommen werden, dass Umweltschadstoffe sogenannte endogene Mediatorsubstanzen erzeugen, die durch das Immunsystem aktiviert werden, und dann wiederum Störungen in verschiedenen Zielorganen hervorrufen können. Es konnte gezeigt werden, dass Mediatorsubstanzen – z.B. Prostaglandine, Kinine, Serotonin, Histamin, Acetylcholin – sich gegenseitig in der Wirkung verstärken können. Aufgrund der Erfahrungen der modernen „Psychoimmunologie", einer relativ jungen Wissenschaft, die sich mit den Wechselwirkungen zwischen Psyche und Immunsystem befasst, wissen wir heute, dass viele Schädigungen des Immunsystems über psychische und psychovegetative Mechanismen ablaufen. Viele neue Untersuchungen deuten darauf hin, dass die Entstehung umweltbedingter Erkrankungen ebenfalls „mehrdimensional" abläuft, das heißt nicht nur über rein köperliche, sondern auch und insbesondere über seelische und geistige Mechanismen.

## Zunahme psychosomatischer Krankheiten

Dramatisch nehmen sogenannte „psychische Erkrankungen" und „psychosomatische Krankheiten" zu. Immer mehr Patient(inn)en greifen zu Psychopharmaka, Betäubungsmitteln und Drogen. Analysiert man genauer, was hinter diesen psychischen und psychosomatischen Erkrankungen steckt, stellt man fest, dass häufig Umweltschadstoffe als Auslöser oder Verstärker der Symptome gefunden werden.

Zurzeit wird an verschiedenen Universitäten untersucht, wie und über welche Mechanismen das Zentralnervensystem (ZNS) bei Überempfindlichkeiten gegenüber Nahrungsmitteln und Umweltschadstoffen reagiert. Bisher weiß man, dass zwischen dem ZNS und dem Immunsystem Interaktionen bestehen und dass das Immunsystem auf schädliche Umwelteinwirkungen empfindlich reagiert. Umweltmedizinische Untersuchungen haben ergeben, dass Patienten mit Umwelt-Erkrankungen signifikant häufiger neuropsychiatrische Symptome aufweisen. Bei der Verdauung von Nahrungsmitteln gelangen Hormone in die Blutbahn, die nach dem Passieren der Blut-Hirn-Schranke unmittelbar auf das Gehirn einwirken und das menschliche Verhalten beeinflussen können. Man hat festgestellt, dass Umweltschadstoffe in Nahrungsmitteln, insbesondere Schwermetalle und Pestizide, auf das ZNS und das periphere Nervensystem direkt toxisch wirken. Wenn Nahrungsmittel die Bildung von sogenannten Immunkomplexen auslösen, können sie die Funktion der Blut-Hirn-Schranke schwer schädigen, so dass Verhaltensauffälligkeiten auftreten können. Neurophysiologische Untersuchungen lassen vermuten, dass Nahrungsmittel und deren chemische Verunreinigungen deutliche Veränderungen des menschlichen Verhaltens auslösen können. Häufig werden beeinträchtigt:

- Essverhalten
- Trinken
- Lernen
- motorische Aktivität

- Gemütslage
- Gedächtnis

Es gibt Patienten, die bereits beim Anblick einer Pestizidpackung schwere neurophysiologische Symptome zeigen. Umweltbedingte körperliche oder psychische Krankheiten weisen oft ein typisches Verlaufsmuster auf. Dabei kommt es zu „Anregungs- und Entzugsphasen", die während einer akuten Reaktion auf schädliche Umweltreize auftreten, die Stunden, aber auch mehrere Tage dauern kann. Viele Wissenschaftler nehmen heute an, dass organische Lösungsmittel die Entstehung neurotischer Störungen bis hin zu schweren hirnorganischen Defekten entscheidend fördern können. Oft ist es sehr schwer, umweltmedizinische Symptome eindeutig auf die Wirkung von Industriechemikalien zurückzuführen.

## Umweltkrankheiten mit psychischer Komponente

- Aluminium-Syndrom
- Amalgam-Syndrom
- Anspannungs-Erschöpfungs-Syndrom (Tension-Fatigue-Syndrom)
- Arsen-Syndrom
- Blei-Syndrom
- Cadmium-Syndrom
- Chrom-Syndrom
- Chronisches Müdigkeitssyndrom
- Eisen-Syndrom
- Formaldehyd-Syndrom

- Gas-Vergiftungs-Syndrome
- Häuserkrankheit (oder auch Sick Builing Syndrome)
- Holzschutzmittel-Syndrom
- hyperaktives Kind
- Kinder-Erkrankungen mit Umweltursachen (u. a. Asthma, hyperaktives Kind, Krupp, Neurodermitis, Pseudokrupp etc.)
- Lösungsmittel-Syndrome
- Mangan-Syndrom
- Morbus Alzheimer
- Müdigkeitssyndrom
- Nahrungsmittelallergie
- Neurodermitis
- Nickel-Syndrom
- Ozon-Syndrom
- Palladium-Syndrom
- Plötzlicher Kindstod (SIDS)
- Polyneuropathie
- Pseudokrupp
- psychiatrische Erkrankungen
- Quecksilber-Syndrom
- Schwermetall-Syndrome
- Silber-Syndrom
- Thallium-Syndrom
- Unverträglichkeitssyndrom
- Uran-Syndrom
- Vanadium-Syndrom
- Zink-Syndrom
- Zahn-Erkrankungen

# Ursachen psychischer Krankheiten im Sinne Hildegards

## Moderne Ursachen psychischer Erkrankungen

**Innere Verarmung:**

- Wir verarmen geistig und seelisch.
- Der Materialismus unserer Zeit führt unweigerlich zur inneren Leere.
- Immer mehr Menschen haben Depressionen, sind isoliert und einsam, ohne Halt, ohne Perspektive.

**Wegwerfgesellschaft:**

- Wegwerf-Produkte
- Wegwerf-Worte (Mündliches gilt nichts mehr)
- Wegwerf-Beziehungen

**Fehlende Vorbilder:**

- in der Politik
- in der Wissenschaft
- in der Medizin

**Jugend ohne Vorbilder:**

- Drogenkonsum
- Videokonsum
- Resignation
- No Future

**Gottlosigkeit:**

- gottlos
- lieblos
- hoffnungslos

## Umweltbedingte Krebs-Erkrankungen

Wohl kaum eine Erkrankung hat in der neueren Zeit soviel Schrecken verbreitet wie der Krebs. Etwa 20 bis 30 Prozent aller Menschen sterben heute an den Folgen einer Krebs-Erkrankung. Viele davon könnten gerettet werden, wenn ihr Krebs rechtzeitig erkannt werden würde. Nach neueren wisenschaftlichen Untersuchungen liegen bei fünfundsiebzig bis achzig Prozent aller Krebs-Erkrankungen Umweltfaktoren zugrunde. Dazu gehören chemische Substanzen in der Luft, im Wasser, im Boden, in der Nahrung und in Medikamenten.

**Das mit Abstand größte Risiko aus der Umwelt ist das Zigarettenrauchen, das für zweiundzwanzig bis vierzig Prozent aller krebsbedingten Todesfälle verantwortlich ist. Gott sei Dank hat sich bei uns der Nichtraucherschutz durchsetzen können.**

Zu den weiteren Risikofaktoren gehört die Luftverunreinigung durch den Rauch der Industrieschornsteine, der Müllverbrennungsanlagen, der Kraftwerke, der beheizten Wohnhäuser und der Autoabgase. Auch chemische Substanzen können zu Krebs führen, entweder durch direkten Kontakt am Arbeitsplatz oder durch indirekte Aufnahme, zum Beispiel durch die Luft, das Wasser oder durch Nahrungsmittel. Spätestens seit Tschernobyl weiß man, wie gefährlich die radioaktive Strahlung ist. Doch beschränken wir uns dabei nicht nur auf die radioaktiven Strahlen. Auch Röntgenstrahlen und die zur Bräunung der Haut so geschätzten ultravioletten Strahlen, vor allem aber auch die Mikrowellen, können Krebs erzeugen. Wenn wir essen, geht es letztlich darum, der kleinsten Einheit, der Zelle, einer Einheit aus lebender Materie, Nahrung zuzuführen. Für unser Überleben ist es unbedingt notwendig, dass die Membran der Zelle richtig strukturiert und normal durchlässig ist. Beim Darm bringt eine Erhöhung der Durchlässigkeit ein verstärktes Eindringen von Darminhalt ins Innere der Zelle mit sich: Neben der unverzichtbaren Nahrung gelangen Gifte, Bakterien und Viren in die Zelle. Um eine normale Membran aufbauen zu können, muss der Körper über normales Baumaterial, sprich normale Nahrungsstoffe, verfügen.

## Krebsfördernde Umweltfaktoren

Viele Umweltschadstoffe gelten aufgrund neuerer Untersuchungen als sogenannte „krebsfördernde Faktoren". Dazu gehören beispielsweise Farb- und Konservierungsstoffe und andere Zusätze in Lebensmitteln wie Zyklamate (Süßstoffe) und Saccharine. Diese wurden in den USA wegen ihrer krebserregenden Wirkung bereits aus dem Verkehr gezogen, in Europa jedoch noch nicht. Weitere krebsfördernde Mittel sind Nitrite, Nitrate, Safrol und andere. Lebensmittel können auch krebserregend wirken, wenn sie falsch gelagert werden (PCB in der Schutzschicht von Milchvorratssilos), wenn sie raffiniert oder gekocht werden (z. B. Wiederverwendung von Frittieröl). Manche Forscher behaupten, dass Krebs-Erkrankungen ein besonderes psychologisches Profil eigen sei, dessen hervorstechende Züge ‚Passivität', Mangel an

Aggressivität und Lebenswillen seien, was zur „Selbstzerstörung in der Zelle" führe. Der amerikanische Radiologe Simonton hat unter anderem sogenannte „psychische Traumen" systematisiert.

- Die moderne Psychoimmunologie geht heute davon aus, dass jeder psychische oder physische Schock einen Zustand von Stress und einen Adrenalinstoß hervorrufen kann.
- Dadurch kommt ein kompliziertes System von Hormonausschüttungen in Gang (Nebennieren, Hypothalamus, Hirnanhang), das auf den Angriff reagiert.
- Falls man nun in einem solchen Moment zu Anregungsmitteln wie Zigaretten, Alkohol oder Drogen greift, erschöpft sich das System vollends.

Aufgrund neuerer Erkenntnisse weiß man, dass unter Umständen ein erhöhter Hormonspiegel bösartige Prozesse beschleunigen kann, falls der Tumor über Rezeptoren verfügt, die durch solche Hormone stimuliert werden. Ein wichtiges Beispiel sind Östrogene, die das Wachstum von Brust-, Eierstock- und Gebärmutterkrebs stimulieren können.

- Eine bösartige Erkrankung bedroht, stört und zerstört die Einheit von Körper, Seele und Geist. Um diese Einheit wiederzuerlangen, ist es zunächst wichtig, dass man sich bewusst mit der Krankheit auseinandersetzt, um ihr dann ganzheitlich ohne Angst zu begegnen.

## Umwelteinflüsse bei der Tumorentstehung

Der Mensch in seiner technisch-zivilisatorischen Umwelt ist heute in verstärktem Maß Krebsgiften ausgesetzt, die über Wasser, Luft, Boden und Nahrung auf den menschlichen Organismus einwirken. Bei der Entstehung einer Krebs-Erkrankung handelt es sich um ein komplexes Geschehen mit vielen Ursachen und mehreren Wirkungen, das mit wissenschaftlichen Kontrollversuchen in monokausaler Betrachtung nicht hinreichend erfasst und dargestellt werden kann. Bei jeder Krebs-Erkrankung sollten aus umweltmedizinischer Sicht insbesondere folgende Faktoren untersucht werden:

- Umweltschadstoffe
- Lebensgewohnheiten
- Ernährungsgewohnheiten
- Immunstatus
- erbliche Belastung
- Biographie
- psychische Verhaltensmuster

Interessant ist, dass bereits 1964 eine Expertengruppe der Weltgesundheitsorganisation zu dem Ergebnis kam, dass 75 % aller Krebs-Erkrankungen vermeidbar sein müssten, weil sie durch äußere umweltbedingte Faktoren hervorgerufen werden, die im Gegensatz zu den meisten inneren, körpereigenen Faktoren verändert bzw. vermieden werden können. Die äußeren Faktoren wurden definiert als die gesamte Umwelt des Menschen einschließlich Ernährung und spezifischer Verhaltensweisen.

## Umwelt und Immunsystem

Störungen des Immunsystems durch Umweltschadstoffe sind nicht nur für die Entwicklung von Allergien verantwortlich zu machen, sondern auch eine mögliche Hauptursache der Krebsentstehung. Insbesondere beim hormonabhängigen Krebs, beim Brust-, Eierstock-, Gebärmutterkrebs müssen in diesem Zusammenhang Wechselbeziehungen zwischen Umweltschadstoffen, Hormon- und Immunsystem als bedeutsam angesehen werden. Zwei Systeme im menschlichen Körper stehen in ständiger Wechselbeziehung zwischen der Umwelt und dem inneren Körpermilieu: das Hormon- und das Immunsystem, beide gesteuert durch das übergeordnete Zentrale Nervensystem. Untersuchungen haben gezeigt, dass Umweltfaktoren sowohl in das Hormonsystem als auch in das Immunsystem eingreifen können, so dass äußerer Stress auf biochemischem Weg Krankheiten hervorruft. Das Immunsystem eines 15-jährigen Menschen weist 8 Billionen immunkompetente Zellen auf und wiegt 1,5 kg. Während früher vor allem entzündliche Prozesse bei Umweltkrankheiten untersucht wurden, sind die Abnormitäten des Immunsystems, die bei Patient(inn)en mit Umweltkrankheiten nachweisbar sind, erst in den letzten Jahren Gegenstand der Forschung geworden; insofern wird dieses Feld auch durch besonders viele widerstreitende wissenschaftliche Meinungen geprägt. Bei entzündlichen Prozessen, die durch Umweltkrankheiten ausgelöst werden, handelt es sich zwar um Reaktionen des Immunsystems, nicht aber um biochemische Prozesse, die einen immunologischen Charakter aufweisen; denn wie auch immer die entzündlichen Vorgänge verursacht werden, das Ergebnis ist immer eine Beeinträchtigung der Funktion des betreffenden Gewebes. Am häufigsten wird bei Umweltkrankheiten eine Veränderung der T-Lymphozyten in

Funktion und Anzahl gefunden. Diese können u.a. durch Nahrungsmittelgifte, Chemikalien und psychosozialen Stress in ihrer Funktion beeinträchtigt werden.

## Umweltfaktoren als Stressauslöser

Auch Stress kann durch Umweltschadstoffe (mit-)verursacht oder verstärkt werden. Dieser wiederum muss nach modernsten Untersuchungen als ein wesentlicher Katalysator der Krebsentstehung und -ausbreitung angesehen werden. Experimentelle Versuche haben gezeigt, dass Stressphänomene die Funktion der T-Lymphozyten beeinträchtigen, so z.B. wenn man die Zellen mit Ozon in einer Konzentration konfrontiert, wie sie beispielsweise in der Luft in Los Angeles während eines Smog-Alarms gemessen wird. Der menschliche Organismus benötigt etwa 2 Wochen, um sich nach einer derartigen Ozon-Reaktion wieder zu erholen. Umweltschadstoffe bewirken oft, dass sogenannte Mediatorsubstanzen durch das Immunsystem aktiviert werden, die dann Störungen in verschiedenen Organen hervorrufen können. Solche Mediatorsubstanzen sind beispielsweise Prostaglandine, Kinine, Serotonin, Histamin oder Acetylcholin, die sich in der Wirkung gegenseitig verstärken können, wobei derartige Effekte von Schadstoffen bereits in relativ niedrigen Konzentrationen nachweisbar sein können: So lösen z.B. Phenol und Formaldehyd in niedrigen Dosen eine konzentrationsabhängige Histaminausschüttung aus. Aufgrund neuerer Forschungsergebnisse wird angenommen, dass Umwelt-Erkrankungen als Überempfindlichkeitsreaktionen auf Umweltfaktoren aufzufassen sind, die über ein Netzwerk von verschiedenen biochemischen Wegen im Körper wirken; dabei kommt den oben genannten Mediatoren eine große Bedeutung zu. Unter Stress scheidet die Nebenniere das sogenannte Encephalin aus, ein endogenes Opiat, das auch die Funktion der T-Lymphozyten verändern kann.

### Immunkomplexkrankheiten als Krebs-Vorstufen

Bei Arbeitern in einer Kunststofffabrik, die Vinylchlorid und organischen Lösungsmitteln ausgesetzt waren, wurden verschiedene Immunkomplex-Krankheiten, unter anderem auch Nierenbeckenentzündungen, sowie verschiedenste Autoimmunkrankheiten festgestellt. Das Risiko eines Menschen, an Krebs zu erkranken, hängt vor allem von zwei Faktoren ab: vom Einfluss krebserzeugender Schädigungen von außen und von der Antwort der Körperzellen auf die krebserregende Substanz. Eine chemische Substanz wird erst in Verbindung mit einer Körperzelle krebserregend. Aber schon eine Zelle reicht aus, um in einem empfindlichen Wirtsorganismus einen Tumor zu erzeugen.

## Ethische Aspekte

Die moderne Schulmedizin hat zweifelsfrei sehr große Vorzüge. Ohne sie wären viele Fortschritte nicht möglich geworden. Doch stößt die Schulmedizin schnell an ihre Grenzen.

- Die Vorgaben werden zunehmend von Menschen gemacht, die sich dem Materialismus und Atheismus verschrieben haben.
- Gott wird geleugnet und verdrängt.

- Vielen Menschen fehlt der Halt. Sie meinen, der Mensch kann alles aus sich heraus machen – und werden dann enttäuscht.
- Sie haben Zukunftsangst.

Die Lösung im Sinne von Hildegard:
- Der Arzt kuriert und Gott heilt.
- Gott ist der Arzt, der heilen kann, es sei denn, Gott will nicht.

3

# Allergien und Umweltkrankheiten von A bis Z

## Warum nehmen die Allergien zu?

**Momentan beobachten wir eine deutliche Zunahme von Allergien:**

- Heuschnupfen: Heute sind 15 bis 20 % der Stadt- und Land-Bevölkerung betroffen. Um 1920 waren es noch 1 bis 3 %, vorwiegend in der Stadt.
- Asthma im Kindesalter:
  Häufigkeit heute 3 bis 10 %
- Ekzeme im Kindesalter:
  Häufigkeit heute 10 bis 15 %
- Nahrungsmittelallergien:
  Häufigkeit heute bis 20 %

Beispiel „Pollenallergien":

- Die Zahl der Pollen, Milben, Haustiere, Schimmelpilze hat nicht zugenommen, eher abgenommen.
- Dennoch nimmt die Pollenallergie kontinuierlich zu (Ursache primär: Störung des Immunsystems).
- Jährlich landen 30.000 Tonnen Chemikalien auf mitteleuropäischen Äckern.
- Stäube und Kleinstpartikel aus Abgasen lagern sich an Pollen an. Die Allergenität der Pollen verstärkt sich durch die Umweltgifte.

Exakte ursächliche Zusammenhänge sind nicht nachweisbar. Aber beispielsweise ist die Nahrung industriell stark verändert:

- Jede(r) von uns nimmt pro Jahr mit der Nahrung bis zu zwanzig Kilogramm reine Chemikalien zu sich.

- Das „Tägliche Brot" besteht aus Stabilisatoren, Bindemitteln, künstlichen Enzymen, Geschmacksverstärkern, Konservierungsmitteln etc.
- Unser Obst und Gemüse ist bestrahlt und gentechnisch verändert (z. B. Tomaten, die weder echte Sonne noch echte Erde gesehen haben).
- Getreide, Obst und Gemüse sind pestizidbelastet: Tausende von Tonnen hochgiftiger Nervengifte in der Nahrungskette
- Getreide, Obst und Gemüse sind blei- und cadmiumbelastet, z. B. von klärschlammgedüngten Böden.

Tagtäglich entstehen zwanzig bis fünfzig völlig neuartige chemische Verbindungen, die dann früher oder später die Umwelt (Luft, Boden, Wasser) belasten:

- Besonders dramatisch ist die Nitratbelastung in Boden, Grund- und Trinkwasser.
- Extrem hoch sind Dioxin- und Furanwerte in menschlichen Körpersäften, v. a. in Körperfetten (Muttermilch) z. T. weit über zulässigen Höchstwerten.

Es lassen sich beliebig viele weitere Beispiele nennen.

## Nahrungsmittel-Allergien

Nahrungsmittel-Allergien gehören meist zur Gruppe der Erkrankungen vom sogenannten Sofort-Typ I. Häufig werden sie durch nicht bearbeitete Nahrungsmittel bzw. durch deren natürliche Bestandteile hervorgerufen, vor allem im frühen Kindesalter.

- Seit Langem bekannt sind Allergien gegen Milch, Ei, Fisch, Schalentiere, rohes Gemüse, Mehle u. a.; daneben kommen auch Allergien auf Nahrungsmittelzusatzstoffe, z. B. Farbstoffe und Konservierungsstoffe, vor.
- Die Diagnostik ist schwierig; dazu gehören Anamnese, Eliminationsdiäten, Provokationstests und Antikörperbestimmungen.
- In der Regel treten an der Haut oder an den Atemwegen allergische Erscheinungen in Form von Nesselsucht bzw. Asthma auf; seltener werden Durchfälle im Bereich des Magen-Darm-Traktes beobachtet.

Wenn man zwei oder mehr der nachfolgenden Symptome feststellt, ist eine Nahrungsmittelallergie sehr wahrscheinlich:

- chronische Müdigkeit, bei der Schlafen nicht hilft
- Über- oder Untergewicht oder starke Körpergewichtsschwankungen
- Ödeme im Gesicht (dunkle Ringe unter den Augen), an den Händen, an den Fußgelenken und im Unterleib (Gefühl des „Aufgeblähtseins")
- Herzklopfen (Tachykardie), besonders nach dem Essen
- übermäßiges Schwitzen, auch ohne körperliche Anstrengung

Nahrungsmittel-Allergien müssen von Nahrungsmittel-Unverträglichkeiten unterschieden werden, die sich als Durchfall nach Genuss eines bestimmten Nahrungsmittels äußern, ohne dass immunologisch eine Allergie nachgewiesen werden kann.

## Potentielle Allergene sind:

**Lebensmittelzusatzstoffe:**

- Antioxidationsmittel
- Antimikrobielle Mittel
- Säureregulatoren
- Konservierungsstoffe
- Farbstoffe
- Aromastoffe
- Geschmacksverstärker
- Süßstoffe, Geliermittel, Verdickungsmittel
- Stabilisatoren, Emulgatoren

**Pestizidrückstände:**

- Düngemittel
- Schädlingsbekämpfungsmittel
- Pilzbekämpfungsmittel
- Unkrautbekämpfungsmittel

**Inhalierte Stoffe:**

- Tabak
- Sprays: Haar-, Haut-, Schuh-, Insektensprays, Medikamentensprays (Schnupfen, Asthma)
- Stoffe von Putzereien, Färbereien, Gerbereien
- industrielle Abgase

- KFZ-Abgase
- Müllverbrennungsabgase

**Kontaktstoffe:**

- Duftstoffe (Parfums, Cremes)
- Deodorants (Schweiß, Intimbereich)
- Bräunungs-, Bleichmittel
- Wasch-, Spül-, Putzmittel
- Desinfektionsmittel (Jod, Merfen)

## Allergien bei Kindern

Schon bei Neugeborenen sind immunologische Defekte nachweisbar, welche die allergische Diathese oder Erkrankung andeuten, mit denen die Kinder später konfrontiert werden.

**Schadstoffbelastung der Muttermilch:**
Die Muttermilch ist durch die weltweite intensive Verwendung von chemischen Produkten mit einem hohen Schadstoffpotential belastet und induziert die in ihr gespeicherten Gifte in den jungen Körper in einer Entwicklungsphase, die mit der intrauterinen Entwicklung als die empfindlichste des Lebens gelten muss.

- Unter Vorsorgeaspekten sind für die wichtigsten Gifte und Schadstoffe Höchstmengen festgelegt worden.
- Sie betreffen Belastungen der Nahrungsmittel, des Wassers, der Luft und der Bedarfsgegenstände, ausgelöst durch Emissionen technischer

Anlagen und Verfahren und durch Verwendung von Pflanzenschutzmitteln in der Landwirtschaft.

- Von den örtlichen Untersuchungsämtern für das Gesundheitswesen werden Rückstandsuntersuchungen der Frauenmilch erstellt, die die Gehalte an Organochlorpestiziden und polychlorierten Biphenylen ausweisen und sie den zulässigen Höchstmengen für Konsummilch gegenüberstellen.
- Die giftigste Umweltschadstoffgruppe, die der Dioxine und Furane, deren Gehalte in der Muttermilch vom BGA als besorgniserregend beurteilt werden, ist in der amtlichen Analyse nicht enthalten, vermutlich weil die Arbeiten zu aufwendig und die Kosten zu hoch sind.
- Die Gesetze und Verordnungen konnten jedoch nicht verhindern, dass die Belastung des menschlichen Körpers und speziell der Muttermilch immer stärker zugenommen hat. So wird von einigen Autoren bereits empfohlen, auf das Stillen von Säuglingen teilweise oder ganz zu verzichten.
- Dadurch kommt es zu einer großen Verunsicherung in der Bevölkerung.
- Teilweise lassen beunruhigte Frauen auf eigene Kosten umfangreiche Muttermilchuntersuchungen durchführen.

## Alternative Allergie-Therapie

Es gibt eine Vielzahl von alternativen Therapieansätzen, u. a. Atemtherapie, Inhalationen, Hydrotherapie, Heilbäder, Sauna, Haltungsgymnastik, Ernährungs-Phytotherapie, Symbioselenkung, Akupunktur, Akupressur, Reflexzonenmassage, Elektrostimulation, Enzymtherapie, Psychotherapie, Eigenbluttherapie, Frischzellentherapie, Ozontherapie, Fiebertherapie, Colon-Hydro-Therapie, Colon-Immun-Stimulations-Therapie (C.I.S.T.) etc.

**Vermeiden von Wohngiften:**

- 1. in Möbeln, Betten, Matratzen, Schlafzimmerteppichen etc.
- 2. Klimaanlage
- 3. Feuchtigkeit > 70 %
- 4. Farben, Lacke, Lasuren
- 5. Stromleitungen: Radio, Nachttischlampe, Telefon
- 6. Lärm (TV, Kühlschrank, Wasserboiler, Elektroheizung)
- 7. Reinigung-Putz-Desinfektionsmittel etc.

## Hypo-Allergisierungs-Therapie

(nach den Hildegard-Prinzipien S. 28–37)

- Basisdiät nach den Hildegard-Prinzipien
- Aderlass
- Schröpfen
- Heilfasten mit gleichzeitiger Entgiftung
- Ausleitung über Leber, Lunge, Nieren, Haut

- Immuntherapie, z. B. mit Wermut, Gundelrebe, Eberwurz, Quendel, Wasserlinse
- bei Weizenallergie z. B. Dinkel-Basisdiät mit Kastanien, Quendel
- für gute Verdauung z. B. Bertram, Flohsamen
- gegen Juckreiz z. B. Mohnsamenkörner, Apfelschnitzen, Fenchel, Dill, Andorn
- gegen aufgesprungene Haut z. B. Rosenöl (1 % Mischung in Olivenöl)
- gegen Asthma bronchiale z. B. Basisdiät mit Dinkel, Psychotherapie nach Hildegard, z. B. Ziegenmilch, Hirschzungenelixier
- gegen Heuschnupfen: Basisdiät z. B. mit Dinkel, Hirschzungenelixier, Jaspis-Nasenolive

## Umweltbedingte Krankheiten von A bis Z

(unvollständige Auswahl)

### A

- Aluminium-Syndrom
- Amalgam-Syndrom
- Andrologische Erkrankungen (siehe unerfüllter Kinderwunsch und Sterilität)
- Anspannungs-Erschöpfungs-Syndrom (Tension-Fatigue-Syndrom)
- Arsen-Syndrom
- Asthma, bronchiale

## B

- Blei-Syndrom

## C

- Cadmium-Syndrom
- Chlorwasserstoff-Krankheit
- Chrom-Syndrom
- chronisches Müdigkeitssyndrom (siehe Müdigkeitssyndrom)

## D

- Dioxin-Krankheit (Dioxin-Syndrom)

## E

- Eisen-Syndrom (siehe Schwermetall-Syndrome)

## F

- FCKW-Krankheit (Fluor-Chlor-Kohlenwasserstoff-Krankheit)
- Fettsucht
- Fluorwasserstoff-Krankheit
- Formaldehyd-Syndrom

## H

- Häuserkrankheit
- Holzschutzmittel-Syndrom (Malerkrankheit, Fertighaus-Syndrom)
- Hypersensibilitätssyndrom

## I

- ITAI-ITAI-Syndrom

## K

- Kinder-Erkrankungen (siehe auch Asthma, Krupp, Pseudokrupp)
- Kinderwunsch, unerfüllt
- klinisches Ökologie-Syndrom
- Kohlendioxid-Krankheit
- Kohlenmonoxid-Syndrom
- Krebs
- Krupp
- Künstler-Syndrom

## L

- Lösungsmittel-Syndrome

## M

- Mangan-Syndrom (siehe auch Schwermetall-Syndrome)
- Müdigkeitssyndrom (Chronic Fatique Syndrome)

## N

- neurologische Erkrankungen (siehe Amalgam-Syndrom)

## O

- Ozon-Syndrom

## P

- Pseudokrupp

## Q

- Quecksilber-Syndrom

**S**

- Schwefeldioxid-Krankheit
- Schwefelwasserstoff-Krankheit
- Schwefelkohlenstoff-Krankheit
- Schwermetall-Syndrome
- Sick Building Syndrome (siehe auch Häuserkrankheit)
- Silber-Syndrom (siehe auch Schwermetall-Syndrome)
- Sterilität (unerfüllter Kinderwunsch)
- Stickoxid-Krankheit

**T**

- Thallium-Syndrom (siehe auch Krebs bzw. Brustkrebs)

**U**

- urologische Erkrankungen (siehe auch Sterilität)

**Z**

- Zink-Syndrom (siehe auch Schwermetall-Syndrome)
- Zahn-Erkrankungen (siehe auch Amalgam-Syndrom)

## Aluminium-Syndrom

Aluminium, ein weitverbreitetes Spurenelement, kann diverse neurologische Krankheiten verursachen, u.a. auch Morbus Parkinson, Morbus Alzheimer und Polyneuropathien. Es wird unter anderem über in Folien verpackte Nahrungsmittel, belastetes Trinkwasser, Aluminiumkochgeschirr, bestimmte Magen-Medikamente (sogenannte Antacida) aufgenommen. Die neueste Literatur deutet darauf hin, dass möglicherweise das Aluminium das problematischste Element werden könnte, da es zunehmend durch den sauren Regen gelöst wird und in immer größerer Konzentration in das Trinkwasser gelangt. Bestimmte Nahrungsmittel können relativ viel Aluminium enthalten, z. B. Kartoffelschalen (bis zu 2 g/kg), Apfelschalen (bis zu 20 mg/kg) und viele Dosennahrungsmittel. Einige Konservierungsmittel, z. B. in Salz, Käse, Backpulver, Pralinen und Fertiggerichten enthalten oft sehr viel Aluminium. Es ist darüber hinaus oft ein Hauptbestandteil von Deodorantien.

## Amalgam-Syndrom

Amalgam ist eine Legierung, bestehend aus elementarem Quecksilber, Silber, Kupfer und Zinn in unterschiedlichen Anteilen, die in Deutschland immer noch von Zahnärzt(inn)en als Zahnfüllung verwendet wird. Amalgam ist ein Schadstoff, der für viele Krankheiten (mit)verantwortlich gemacht werden muss. Schon lange ist wissenschaftlich erwiesen, dass Amalgam für den menschlichen Organismus äußerst giftig ist. Bereits der Chemiker Stock beschrieb 1939 die fatalen Auswirkungen dieser Quecksilberlegierung. In Japan und Russland wurde Amalgam 1985 und in Schweden 1991 verboten. Man weiß heute, dass die Halbwertszeit von organischem Quecksilber im Blut etwa drei Monate, im Gehirn etwa 18 Jahre beträgt. Bei Zahnärzt(inn)en und deren Helfer(inne)n wurden im Gehirn deutlich höhere Quecksilberkonzentrationen festgestellt als bei Patient(inn)en, die Amalgamfüllungen hatten. Nach Daunderer et al. kann Amalgam u.a. zu Immunschwäche, Krebs, Erbgut-Veränderungen, Anreicherung im Skelettsystem und vielen Allgemein-Erkrankungen führen, wobei auch der dringende Verdacht auf bleibende Schäden besteht. Daunderer et al. berichteten über 8.000 Patienten, die 1 bis 22 Füllungen im Mittel seit 8 Jahren hatten. Die deutlichen Beschwerden setzen etwa im 6. Jahr ein. Bei intensiver Beschäftigung mit den Patient(inn)en fällt auf, dass sehr viele schwere gifttypische Beschwerden beobachtet wurden, die nach Amalgamentfernung und Entgiftung nicht mehr vorhanden waren. Die Früherkennung von Schäden durch Amalgam ist äußerst problematisch. Daher ist die sofortige Einführung von toxikologisch ungefährlichen Ersatzstoffen und das absolute Verbot für Amalgam zu fordern.

Chronische Amalgamvergiftung: Der/Die Amalgamvergiftete wird ängstlich und menschenscheu und wird oft fälschlicherweise als psychisch krank eingestuft. Er/Sie zeigt oft folgende Symptome:

- erhöhte Infektanfälligkeit, Allergien
- Energielosigkeit, verminderte Leistungsfähigkeit
- Schwindel, Sehstörungen, Hörstörungen
- Nervenreizungen, Nerven-Funktionsausfälle
- Merkfähigkeitsstörungen etc.
- Eierstockszysten, Endometriose, Myome
- unerfüllter Kinderwunsch
- Zeugungsunfähigkeit etc.

Wie schon erwähnt, kann es beim Legen und Entfernen von Amalgam-Füllungen zu beträchtlichen Quecksilberfreisetzungen kommen. Zusammenfassend lässt sich sagen, dass Amalgam ein höchst problematischer Schadstoff ist, der zu subtoxischen und toxischen Belastungen bei Zahnarzt/-ärztin, Helfer(in) und Patient(inn)en führt und daher nicht mehr verwendet werden sollte.

## Anspannungs-Erschöpfungs-Syndrom

(Tension-Fatigue-Syndrom)

Patient(inn)en mit Umwelt-Erkrankungen zeigen einen typischen Symptomenkomplex, der als Anspannungs-Erschöpfungs-Syndrom bezeichnet werden kann und im Erscheinungsbild der psychiatrischen Diagnose Neurasthenie sehr ähnlich ist. Umweltmedizinische Untersuchungen haben gezeigt, dass die große Zunahme der verschiedenen Chemikalien in unserer Umwelt ein Hauptgrund für den deutlichen Anstieg vor allem auch psychischer Störungen ist. Man hat erkannt, dass psychosozialer Stress unter anderem die zelluläre Immunität des menschlichen Organismus beeinträchtigen kann.

## Arsen-Syndrom

Arsen, ein chemisches Element mit halbmetallischem Charakter, ruft diverse neurologische Krankheiten hervor, schädigt die Blutbildung, das Gehirn und kann die Lebenserwartung z.T. deutlich reduzieren. Es wird mit seinen Verbindungen als Legierungsbestandteil in der Glasindustrie, in Zinkhütten und als Holzschutzmittel für den Außeneinsatz verwendet. 50.000 Tonnen werden in Europa jährlich produziert. Über Feuerungsanlagen und Metallhütten gelangt Arsen in die Luft, in Spuren ubiquitär verbreitet. Die durchschnittliche Tagesaufnahme wird beim Menschen auf bis zu 1 mg geschätzt.

## Asthma bronchiale, Allergisches

Das allergische Asthma gehört zu den häufigsten chronischen Erkrankungen, zum Teil auch schon im Kindesalter. Die Zunahme in der Häufigkeit und in der Schwere des allergischen Asthmas ist heute erwiesen. Als eine mögliche Ursache werden Emissionen aus Automobilen angesehen. In Schadstoff-Tiermodellen konnte gezeigt werden, dass Schwefeldioxid, Stickoxide und Ozon zu chronischen Reizungen und immunologischen Veränderungen führen können. Ursächlich können auch sehr oft Wechselwirkungen zwischen Allergenen und Schadstoffen in der Luft sein. Auch Pollen-Partikel können gleichzeitig Träger von Allergenen und Schadstoffen, z. B. von Schwermetallen, organischen Verbindungen und Schwefel sein.

## Blei-Syndrom

Die Industrie in Europa verbraucht jährlich mehr als 5 Millionen Tonnen Blei, die Hälfte davon wird für Akkumulatoren benötigt. Die wichtigste Quelle für athmosphärische Emissionen ist der Automobilverkehr. Durch die Einführung des bleifreien Benzins nahmen die Bleiemissionen aus Kraftfahrzeugen deutlich ab. Die durchschnittliche Bleiaufnahme in den Industriestaaten beträgt 0,1 bis 0,4 mg/Tag, in industriellen Ballungsgebieten 0,3 bis 0,5 mg/Tag. Die WHO hat empfohlen, dass eine Bleiaufnahme von

3,0 mg/Woche nicht überschritten werden soll. 70 bis 80 % des Bleis werden in der Regel mit der Nahrung aufgenommen, wobei der Gehalt des Trinkwassers je nach Konzentration wesentlich diese Aufnahme bestimmen kann. In den USA stammt die Hochbleibelastung hauptsächlich von bleihaltigen Farben bei den vielfältigen Hand-Mund-Aktivitäten des Kleinkindes. In Großstädten spielt die Bleiinhalation eine große Rolle. Der Trinkwassergehalt von Blei liegt in der Bundesrepublik Deutschland durchschnittlich bei 9 µg/l. Bei Zubereitung der Säuglingsnahrung mit diesem Wasser werden damit in den ersten 6 Lebensmonaten 20 µg/kg pro Woche und in den folgenden 6 Lebensmonaten ca. 35 µg/kg pro Woche aufgenommen. Voll gestillte Kinder erhalten während des ersten Trimenons übrigens nahezu die gleiche Bleimenge wie künstlich ernährte Flaschenkinder. Die WHO gibt die duldbare wöchentliche Zufuhr mit 50 µg/kg pro Woche für Erwachsene an, das sind 7 µg/kg pro Tag; für Säuglinge und Kinder gibt es keinen vergleichbaren Standard. Es konnte gezeigt werden, dass bei Kindern bis zu einem Alter von 2 Jahren die Aufnahme von täglich 5 µg Blei pro kg (= 35 µg/kg pro Woche) bereits zu einer positiven Bleibilanz führt, auch aufgrund der hohen Absorptionsquote von 50 %. Die Trinkwasserverordnung legt fest, dass Trinkwasser nicht mehr als 40 µg Blei pro Liter enthalten darf. Wird dieser Grenzwert voll ausgeschöpft, wird die von der WHO errechnete duldbare wöchentliche Zufuhr von 50 µg/kg knapp erreicht, die auf Stoffwechselbilanzuntersuchungen basierenden Werte deutlich überschritten, hinzu kommt noch die Belastung über die Luft, die im ersten Lebensjahr 3,1 µg/kg pro Woche betragen kann. In Altbauwohnungen mit Bleirohrinstallationen enthält des Trinkwasser sehr viel höhere Bleikonzentrationen, im Standwasser wurden bis zu 400 µg Pb/l, im Fließwasser häufig um 100 µg/l gemessen. Bei Benutzung dieses Wassers kann die wöchentliche Aufnahme über

100 µg/l pro Woche betragen. Hinsichtlich der Bleirohrinstallationen scheint es in Deutschland ein Nord-Süd-Gefälle zu geben; in Bayern und in Baden-Württemberg sind sie außerordentlich selten. In Berlin sind noch in etwa 10 % der Häuser Bleirohre vorhanden.

## Cadmium-Syndrom

Cadmium wird bei der Zinkverhüttung als Koppelprodukt in großen Mengen freigesetzt. Weitere Bereiche, in denen Cadmium Verwendung findet, sind: Nickel-Cadmium-Akkumulatoren, Stabilisatoren für Hart-PVC, Pigmente für Kunststoffe, Oberflächenbeschichtung, Klärschlamm, Farbstoffe u.a. Über die Nahrungskette reichert sich Cadmium in Pflanzen, Tieren und auch im Menschen an. Hohe Konzentrationen findet man in Innereien von Schlachttieren, Gemüsen und Speisepilzen. Ca. 85 % des aufgenommenen Cadmiums gelangen mit der Nahrung und etwa 15 % mit dem Trinkwasser in den menschlichen Körper. Die über die Atmung aufgenommenen Mengen sind zwar sehr gering, ihnen kommt aber dennoch eine große toxikologische Bedeutung zu, weil von ihnen eine krebserzeugende Wirkung ausgeht.

## Chlorwasserstoff-Krankheit

Chlorwasserstoff ist ein farbloses Gas mit stechendem Geruch. Es hat hohe Bedeutung bei der Herstellung von PVC. Müllverbrennungsanlagen setzen bei der Verbrennung von PVC Chlorwasserstoffe in großen Mengen in die Umwelt frei. Bei längerem Einwirken von Chlorwasserstoffen auf die Atemorgane kommt es zu Bronchialkatarrhen und heftigem Reizhusten.

## Chrom-Syndrom

Als Legierungsbestandteil in Spezialstählen wird Chrom oft zum Oberflächenschutz durch Verchromen bzw. Chromatisieren verwendet. Auch als Gerbereihilfsmittel und Farbpigmente kommen Chromverbindungen zum Einsatz. Über Atemwege, Haut und über Nahrung werden Chromverbindungen aufgenommen und gelangen in Leber, Niere, Nebenschilddrüse und Knochenmark, wo sie gespeichert werden und diese Organe schädigen.

## Dioxin-Krankheit

(Dioxin-Syndrom)

Dioxine und Furane gehören nach heutigem Kenntnisstand zu den giftigsten Stoffen. Sie fallen bei industrieller Herstellung von verschiedensten Produkten an. Dioxine und Furane entstehen bei künstlichen Verbrennungsprozessen, insbesondere in Ottomotoren mit bleihaltigem Treibstoff, in Kohlekraftwerken, Heizungs- und Müllverbrennungsanlagen, bei der Herstellung von Pestiziden und Imprägnierstoffen, bei der Verbrennung von kunststoffummantelten Elektrokabeln in Recyclinganlagen. In jüngster Zeit (2010/2011) gab es in Europa Skandale wegen erheblicher Dioxinbelastungen in Eiern und tierischen Fetten (Fleisch, Fisch). Dioxine und Furane reichern sich vorwiegend im Fettgewebe an. Bereits unter Normalbedingungen mit einer durchschnittlichen Aufnahmemenge wird die derzeit geltende Vorsorgesicherheitsschwelle oft deutlich überschritten.

Dioxine und Schwangerschaft: Es ist nachgewiesen worden, dass Dioxine placentagängig sind und sich schon in der Gebärmutter nennenswerte Gewebekonzentrationen ergeben. Ein Säugling überschreitet bei einer normalen Stillmenge den sogenannten tolerablen Wert bereits um das Zehnfache, wobei noch berücksichtigt werden muss, dass ein Säugling mit seinen noch in der Entwicklung befindlichen Organen wesentlich empfindlicher gegenüber den Ultragiften ist als ein Erwachsener.

Dioxinbelastung von Kindern: Wie stark gerade Kinder durch eine erhöhte Dioxinbelastung gesundheitlich beeinträchtigt werden können, lässt sich aus der „Kindergartenstudie" entnehmen, die der Hamburger Senat veröffentlicht hat. In Hamburger Kindergärten waren PCP-haltige Holzschutzmittel verwendet worden, die Dioxine und Furane enthielten. Diese gelangten über die Raumluft und die Atmung in den Blutkreislauf. Kopfschmerzen, Appetitlosigkeit und Brechreiz waren die Hauptsymptome. Bei den Kindern in Hamburger Kindergärten, die sich in PCP-behandelten Räumen aufhielten, lag die tägliche Aufnahmemenge über dem von der Gesundheitsbehörde empfohlenen Toleranzwert.

Dioxinanreicherung im Fettgewebe: Dioxine sind Schadstoffe, die an Fett gebunden sind und daher biologisch wenig aktiv sind. Ab einer „biologisch aktiven" Dosis kommt es zu biologischen Früheffekten, die veränderte Funktionen zur Folge haben. Meist tritt dann eine Schwächung des Immunsystems auf, und andere Krankheiten werden in ihrer Entstehung gefördert. Die Folgen des jüngsten Dioxinskandals sind noch nicht absehbar. Es muss mit einer deutlich erhöhten Sterblichkeitsrate, vor allem an Leukämie, Gallenblasenkrebs, Gehirntumoren und Lymphkrebs gerechnet werden. Auch Tumore im Bindegewebe und Melanome sind zu erwarten.

Entgiftungstherapie nach Hildegard:

- Umstellung der Ernährung: meiden belasteter tierischer Fette, Fisch und Fleisch reduzieren, ökologische Lebensmittel
- Ökologisches Bauen und Renovieren
- Aderlass, Schröpfen, Heilfasten, Entgiftung
- Ausleitung über Stärkung von Leber, Lunge, Nieren, Haut
- Immuntherapie (u. a. mit Wermut, Gundelrebe, Eberwurz, Quendel, Wasserlinse)

## FCKW-Krankheit

(Fluor-Chlor-Kohlenwasserstoff-Krankheit)

FCKW sind Fluorchlorkohlenwasserstoffverbindungen, in denen Wasserstoffatome überwiegend durch Fluor- und Chloratome ausgetauscht sind. Die flüssigen oder gasförmigen FCKW wurden als Kältemittel in Kühlaggregaten, als Reinigungsmittel in der elektronischen Industrie, zum Aufschäumen von Kunststoffen und als Treibmittel in Spraydosen verwendet. Weltweit kommen jährlich drei bis fünf Millionen Tonnen FCKW auf den Markt. Sie sind in der Stratosphäre entscheidend mitverantwortlich für den Abbau der Ozonschicht, die dadurch die kurzwelligen UV-Strahlen nicht mehr genügend abhalten kann. Mit einer deutlichen Zunahme von Hautkrebs muss deshalb in Zukunft gerechnet werden. Die Produktion und Verwendung von FCKW ist seit 1995 in Deutschland verboten.

## Fettsucht

Unter Fettsucht (= Adipositas) versteht man eine übermäßige Vermehrung oder Bildung von Fettgewebe; häufig betroffen sind berufsbedingt Köche, Gastwirte, Hausfrauen u.a. Ursachen für die Entstehung einer Adipositas sind z.B. Mangel an Bewegung (zu häufiges Autofahren), Unzufriedenheit, Mangel an Zuwendung, Misserfolgserlebnisse (Kummerspeck). Die Therapieerfolge sind meist nicht befriedigend, weil die Krankheit oft Folge einer Suchthaltung ist. Der/Die behandelnde Arzt/Ärztin sollte feststellen, ob eine endokrinologische Störung oder eine Stoffwechsel-Erkrankung vorliegt. Ein Therapieprogramm sollte folgende Punkte beinhalten:

**Beseitigung schädlicher Umwelteinflüsse (psychosoziales Umfeld), Reduzierung der Kalorienaufnahme, Patientenunterweisung für gesunde Ernährung, Selbsthilfegruppen, Verhaltens- und Psychotherapie**

## Fluorwasserstoff-Krankheit

Fluorwasserstoff ist ein farbloses, giftiges, stark ätzendes Gas, das im Abgas von Müllverbrennungsanlagen, Aluminiumhütten, Ziegeleien und Keramikbetrieben festgestellt werden kann. Bei der Kontamination des Menschen tritt eine starke Reizung der Schleimhäute auf; es entstehen äußerst schmerzhafte Entzündungen, die in hartnäckige Geschwüre übergehen. Die Heilungstendenz ist sehr schlecht; die betroffenen Gewebspartien müssen möglichst rasch mit Calciumgluconat umspritzt werden. Bei chronischer Belastung kommt es zu Knochen-, Zahn-, Nieren- und Hautveränderungen.

## Formaldehyd-Syndrom

Formaldehyd ist ein farbloses, stechend riechendes Gas und als weltweit häufigst produzierte Chemikalie ein wichtiger Grundstoff für die chemische Industrie; die wässrige Lösung von Formaldehyd ist Formalin. Formaldehyd wird als Desinfektionsmittel, besonders gegen Viren, in Kosmetika und Körperpflegemitteln und als Konservierungsstoff, z. B. in der Anatomie, gebraucht. Harnstoff-Formaldehyd-Harze werden als Bindemittel für Spanplatten und zum Verschäumen von Hohlräumen bei der Isolation von Häusern verwendet. Wirkung von Formaldehyddämpfen: Die Ausgasungen von Formaldehyd aus Spanplatten und Schäumen können in Wohnungen und Büros starke körperliche Reaktionen hervorrufen; vor allem Kopfschmerzen und Atemwegsreizungen werden beobachtet. Werden konzentrierte Formaldehyddämpfe eingeatmet, treten an den Schleimhäuten und Lungen schwere Reizzustände auf; bei langfristiger Exposition nimmt die Sensibilisierung der Bronchien zu bis hin zu Asthmaanfällen. Bei Hautkontakten kommt es zu allergischen Reaktionen; eine krebserzeugende Wirkung wird angenommen. Für Innenräume hat das BGA einen Grenzwert von 0,1 ppm empfohlen.

## Häuserkrankheit

Am Beispiel der sogenannten Häuserkrankheit, auf englisch auch „Sick building syndrome" genannt, soll gezeigt werden, wie die „bebaute Umwelt", das heißt der bebaute Wohn-, Arbeits- und/ oder Freizeitbereich zur Entstehung von Krankheiten mit sogenannten „unspezifischen Frühsymptomen" (= Beschwerden im Frühstadium) führen kann. Immer wieder kommt es vor, dass sich Menschen, die in ein neues Gebäude eingezogen sind, plötzlich krank fühlen. Die Leistungsfähigkeit ist vermindert, sie sind unkonzentriert, müde, schlapp und auch psychisch völlig verändert. Das kann unter Umständen an Umweltschadstoffen liegen, die in dieser neuen bebauten Umgebung angereichert sind und nun verstärkt auf die Menschen einwirken. Alle Beschwerden und Krankheitssymptome, die dadurch entstehen, werden unter dem Begriff „Häuserkrankheit (Sick Building Syndrome)" zusammengefasst. Frühsymptome, die immer wieder im Zusammenhang mit diesem „Sick Building Syndrome" beobachtet werden können, sind beispielsweise:

**Schleimhautreizungen, Heiserkeit, Husten, Atemnot, Kopfschmerzen, Müdigkeit, Konzentrationsstörungen, Leistungsschwäche, allergische Reaktionen etc.**

Treten alle oder mehrere dieser Beschwerden immer in einem bestimmten Haus oder in einem bestimmten Raum innerhalb dieses Hauses auf, so besteht ein begründeter Verdacht auf „Sick building Synrome" („Häuserkrankheit"). Gefährdeter Personenkreis: Hinsichtlich der Häuserkrankheit besonders gefährdet beziehungsweise häufig betroffen sind vor allem Menschen, die in „ungesunden" Gebäuden und Wohnungen wohnen und/oder arbeiten. Ungesunde Bauwerke sind solche, die den baubiologischen Kriterien nicht gerecht werden. Vorbeugung: Aus baubiologischer Sicht gehört zu einem gesunden Bau unbedingt ein gesunder Standort. Dieser sollte nach Möglichkeit frei sein von Altlasten, ohne sogenannte „geophysikalische Anomalien", möglichst fern von Industrie, Müllverbrennung, Hauptverkehrsstraßen, Kernkraftwerken und Hochspannungsleitungen. Wichtig sind vor allem „gesunde Baustoffe". Vermieden werden sollten vor allem moderne Baustoffe wie Asbestzementplatten, Spanplatten, oberflächenbehandelte Hölzer, Isoliermaterialien, Klebstoffe, Farben und Teppichböden, durch welche die Luft in Innenräumen nachweisbar mit typischen Umweltschadstoffen belastet sein kann.

## Holzschutzmittel-Syndrom

(Malerkrankheit, Fertighaus-Syndrom)

Das sogenannte „Holzschutzmittelsyndrom", auch Malerkrankheit oder Fertighaussyndrom genannt, kommt vor allem in Neubauten vor, in denen Holzteile mit entsprechenden Holzschutzmitteln behandelt wurden. Holzschutzmittel werden zur Vorbeugung und Bekämpfung von holzzerstörenden und holzverfärbenden Organismen eingesetzt. Sie sind meist Gemische und Emulsionen verschiedener Wirkstoffe, z.B. Insektizide, Fungizide, Lösemittel. Man unterteilt Holzschutzmittel in wasserlösliche und ölige. Die wasserlöslichen Holzschutzmittel bestehen z.T. aus anorganischen Salzgemischen, die folgende Komponenten enthalten können: Kupfer, Arsen, Chrom, Silizium, Fluor u.a. Zu den öligen Holzschutzmitteln werden die Steinkohlenteeröl- und Rohöl-Präparate und die lösemittelhaltigen Präparate mit organischen Insektiziden und Fungiziden gerechnet. Holzschutzmittel können gesundheitsschädlich für Mensch und Umwelt sein. Beim Menschen steht als Gesundheitsrisiko der direkte Hautkontakt bei der Verarbeitung von Holzschutzmitteln und das Abgasen biozider Holzschutzmittelbestandteile in die Innenraumluft im Vordergrund; man sollte sie deshalb in trockenen Wohnräumen vermeiden. Ein Zulassungsverfahren für diese Stoffe gibt es bisher noch nicht. Als Alternative zu Holzschutzmitteln gibt es jedoch auch andere Verfahren, z.B. das Heißluftverfahren.

Der subjektive Höhepunkt des Holzschutzmittelsyndroms tritt etwa sechs Jahre nach Exposition auf. Hauptaufnahmeweg ist über die Luft. Die in folgender Tabelle aufgeführten Substanzen können dabei eine Rolle spielen, wobei wichtig ist, dass bei den Schadstoffmessungen die Grenzwerte der entsprechenden Schadstoffe, wie PCP, HCH (Lindan), Endosulfan, Chlortanolil, Dichlorfluamid, Tetrachlorphenol, TBT-Verbindungen, Phenylquecksilber-Oleate, Furmecyclox, Carbendazim, Ethylparathion, Baycarb., Phoxim, Xyligen etc. nicht überschritten werden.

- Sehr häufig sind Augenbrennen, Hautjucken und Magen-Darm-Beschwerden, verbunden mit neurologischen Symptomen wie Kopfschmerzen, Schwindel, Sprachstörungen, Polyneuropathie, Tremor und sonstige parkinähnliche Symptome.
- Häufig sind psychiatrische Auffälligkeiten wie Antriebsstörung, Depression, Aggressivität, Vergesslichkeit und Schlafstörungen.

Die beste Therapie des Holzschutzmittelsyndroms ist die Prophylaxe: Nach Feststellung der entsprechenden Quellen eine gezielte Sanierung und Entsorgung. Zur gezielten Ausleitungs- und Entgiftungstherapie siehe den entsprechenden Abschnitt.

**Prophylaxe nach Hildegard:** Basisdiät (Prinzipien siehe S. 28–37)

**Therapie nach Hildegard:** Aderlass, Schröpfen, Heilfasten mit gleichzeitiger Entgiftung, Ausleitung: Leber, Lunge, Nieren, Haut, Immuntherapie mit z. B. Wermut, Gundelrebe, Eberwurz, Quendel, Wasserlinse

## Hypersensibilitätssyndrom

Immer häufiger kommt es zu sogenannten Hypersensibilitäten, das heißt zu unverhältnismäßig starken Überempfindlichkeitsreaktionen gegenüber Umweltschadstoffen. In den wenigsten Fällen handelt es sich dabei um klassische Allergien im strengen Sinne. Umweltschadstoffe fungieren viel häufiger als „Suballergene", die sogenannte suballergische Reaktionen (= Überempfindlichkeiten, bei denen der Allergietest noch negativ ist) auslösen. Chronische suballergische Reaktionen gehen nicht selten mit sogenannten subtoxischen (unterschwelligen Vergiftungs-)Reaktionen einher. Moderne Umweltmediziner(innen) gehen davon aus, dass es sich meist um eine kombinierte Wirkung aus suballergischer und subtoxischer Reaktion handelt. Potentielle Suballergene und subtoxische Substanzen in diesem Sinn können die folgenden Stoff- und Substanzgruppen sein:

Lebensmittelzusatzstoffe: Antioxidationsmittel, Antimikrobielle Mittel, Säureregulatoren, Konservierungsstoffe, Farbstoffe, Aromastoffe, Geschmacksverstärker, Süßstoffe, Geliermittel, Verdickungsmittel, Stabilisatoren, Emulgatoren

Pestizidrückstände: Düngemittel, Schädlingsbekämpfungsmittel, Pilzbekämpfungsmittel, Unkrautbekämpfungsmittel

Inhalierte Stoffe: Tabak, Sprays, Haar-, Haut-, Schuh-, Insekten-, Medikamentensprays, Stoffe von Putzereien, Färbereien, Gerbereien, industrielle Abgase, KFZ-Abgase, Müllverbrennungsabgase

Kontaktstoffe: Duftstoffe (Parfums, Cremes), Deodorants, Bräunungs-, Bleichmittel, Wasch-, Spül-, Putzmittel, Desinfektionsmittel (Jod, Merfen)

Arzneimittel etc.

## ITAI-ITAI-Syndrom

Das Itai-Itai-Syndrom ist bedingt durch eine überhöhte Belastung des Organismus mit Cadmium. Als chronisch-endemische Massenerkrankung traten in Japan 1955 bei Frauen (Multipara) in der Menopause nach hoher Exposition mit Cadmium u. a. Anämien, Nieren- und Leberschäden auf. Aus Tierexperimenten ist bekannt, dass Cadmium embryotoxische, teratogene und auch kanzerogene Eigenschaften hat.

## Kinderwunsch, unerfüllt

Unter anderem können die folgenden Umweltschadstoffe die weibliche und männliche Fertilität beeinträchtigen (Schulte-Uebbing, C.: Umweltbedingte Frauenkrankheiten, Sonntag-Verlag, Stuttgart, 1995).

- Nahrungsmittelzusätze: Zyklamat, Diäthylstilböstrol, Nitrofuran, Aflatoxine, Grossypol
- Pestizide: Fungizide, Nematozide, Fumigantia, Herbizide, Insektizide (v. a. DDT, Lindan, Dieldrin, Kepone, Carbaryl, Schwefelkohlenstoff), Rodentizide (Fluorazetat)
- Feuerschutzmittel: Tris, PBB (Polybromierte Biphenyle)

- Wärmeaustauscher: Polychlorierte Biphenyle (PCB)
- Kunststoffprodukte: Phtalatester, Vinylchloride
- Lösungsmittel: Benzol, Toluol, Glykoläther etc., Tetrachlorkohlenstoff, Epichlorhydrin
- Desinfektionsmittel: Borax, Borsäure
- Inhalationsnarkotika: Halothan, Methoxyfluran etc.
- Schwermetalle: Blei, Cadmium, Quecksilber etc.

Entgiftungstherapie nach Hildegard: Aderlass, Schröpfen, Heilfasten mit gleichzeitiger Entgiftung, Ausleitung: Leber, Lunge, Nieren, Haut. Immuntherapie u.a. mit Wermut, Gundelrebe, Eberwurz, Quendel, Wasserlinse etc.

## Klinisches Ökologie-Syndrom

Beim sogenannten „Klinischen Ökologie-Syndrom" wird eine starke Wechselwirkung zwischen der Psyche und vermeintlichen sowie echten körperlichen Beschwerden deutlich. Immer mehr Menschen werden heute wegen sogenannter „psychosomatischer Beschwerden" behandelt, weil sie über subjektive Symptome z.T. in verschiedenen Organen klagen, wobei die Krankheitsdauer durchschnittlich 6 Jahre beträgt. Viele Patient(inn)en weisen eine Neigung zu Unverträglichkeitsreaktionen auf, was oftmals zu sogenannten Projektionen psychischer Probleme führen kann, zum Beispiel gegen Pestizide, Konservierungsstoffe, Detergenzien oder Ähnliches.

## Kohlendioxid-Krankheit

Obwohl Kohlendioxid im Allgemeinen nicht als Gift betrachtet werden kann, wirkt es doch in hohen Konzentrationen betäubend und erstickend.

## Kohlenmonoxid-Syndrom

Kohlenmonoxid ist ein reiz-, farb- und geruchloses Gas, das bei unvollständiger Verbrennung organischer Verbindungen entsteht. Die Hauptemittenten sind Kraftfahrzeugmotoren, Schwerindustrie und Heizungsanlagen, aber auch durch den Algenstoffwechsel in den Weltmeeren werden große Mengen CO freigesetzt. Für die menschliche Gesundheit ist die CO-Konzentration in der Atemluft entscheidend. Spitzenkonzentrationen von 30 bis 70 ml/m$^3$ werden in Städten in verkehrsreichen Straßen und langen Verkehrstunneln gemessen.

## Krebs

Wir beobachten in den letzten zwei Jahrzehnten eine ständige Zunahme von Krebs-Erkrankungen. Während noch vor dreißig Jahren die Krebs-Erkrankungen in weniger als fünfzehn Prozent für die Todesfälle verantwortlich gemacht werden konnten, stellen sie heute bereits knapp fünfundzwanzig bis dreißig Prozent der Todesursachen dar. Besonders schlimm ist die Entwicklung auf dem Gebiet der weiblichen Krebs-Erkrankungen. Immer mehr jüngere Frauen erkranken an Brustkrebs, Eierstock- und Gebärmutterkrebs.

Brustkrebs (Mamma-Karzinom): Moderne Studien zeigen, dass Brustkrebs neben seelischen auch folgende Ursachen hat:

- hormonelle Ursachen (Östrogen-Dominanz, Progesteron-Mangel, Progesteron-Resistenz)
- infektiologische Ursachen
- immunologische Ursachen
- toxische Ursachen

Die Östrogendominanz spielt dabei die entscheidende Rolle. Östrogenproduzierende Stoffwechselwege müssen geblockt werden: keine östrogenhaltige oder -förderne Nahrung. Fette und falscher Fettstoffwechsel fördern östogenabhängige Tumoren (Brust-, Gebärmutter-, Eierstockkrebs). Zucker und falsche Zuckerstoffwechselwege haben ähnliche Effekte (Zucker wird in Fett umgewandelt): möglichst wenig tierische Fette. Viele pflanzliche Omega-3-Fettsäuren. Infektionen als Ursachen: Entzündungsherde und -prozesse (v.a. chronisch schleichende Entzündungen) schwächen das Immunsystem und können Krebs, Metastasen und Rezidive fördern. Je länger Entzündungen bestehen und je schlechter die Immun-Abwehr, desto größer ist das Krebs-, Metastasen- und Rezidiv-Risiko. Herde und Infektionen müssen entdeckt und schonend beseitigt werden. Ursache Immun-Defizit: Wenn Brustkrebs wächst, ist die Immunabwehr meist geschwächt. Das Immunsystem hängt vor allem auch vom seelischen und körperlichen Wohlbefinden ab. Eine gezielte Psychosomatische Analyse und Immunologische Blutanalyse kann Schwachstellen zeigen. Brustkrebs-Zellen haben gestörte Mitochondrien-Funktionen. Das Redox-Gleichgewicht ist verschoben. Individuelle Infusionstherapien können das Immunsystem optimieren. Umweltgifte und „Endokrine Dysruptoren": Entgiftung ist entscheidend, da viele Umweltgifte Brustkrebs fördern können. Gezielte Maßnahmen sind nötig, um gesunde Zellen vor krebsfördernden Stoffwechsel- und Umweltgiften zu schützen.

**Sogenannte „Xeno Estrogene" und „Metall Estrogene" blockieren normale hormonelle Regelkreise und Rezeptor-Mechanismen. Dadurch wird oft die Therapie mit Anti-Östrogen- und Aromatase-Hemmern unwirksam.**

Zu den Umweltgiften, die Brustkrebs und andere hormonabhängige Tumoren fördern können, gehören vor allem folgende Substanzen und Substanz-Gruppen:

- Pestizide, Insektizide, Holzschutzmittel (wie Pentachlorphenol, Lindan, HCH, HCB). Kunststoff-Weichmacher (vor allem Phthalate und Bisphenol A), Schwermetalle (Blei, Kadmium, Quecksilber, Zinn, Arsen, Thallium etc.), Dioxine, Furane

Metall-Östrogene können wichtige hormonelle Stoffwechselwege beeinflussen/verändern:

- die Hydroxilierung u.a. von polyzyklischen Aromaten und Dioxinen (I),
- die Hydroxylierung von Pflanzentoxinen, Pestiziden, Pharmaka (IIA–IIH),
- die Hydroxylierung von Steroidhormonen und Xenobiotika (III),
- die Steroidhormon-Biosynthese: 11beta-Hydroxylierung,
- die Pregnenolon-Synthese (XI, Mitochondrien),
- die 17alfa-Hydroxylierung von Steroiden (XVII),

- die Aromatisierung von Androgenen zu Östrogenen (XIX),
- die 21-Hydroxylierung von C-21-Steroiden,
- insbesondere von Progesteron, 17alfa-Hydroxy-Progesteron,
- und 11beta-17alfa-Dihydroxyprogesteron (XXI, Mitochondrien)

Über diese Wirkung als Endokrine Dysruptoren können Schwermetalle das Risiko für hormonabhängige Tumoren potenzieren. Dies wurde für Brustkrebs, Eierstockkrebs, Gebärmutterkrebs nachgewiesen. Konsequenzen für Diagnostik und Therapie: Für die Diagnostik und Therapie von Brustkrebs gibt es sogenannte Leitlinien. Diese sind unverzichtbar. Dank guter Aufklärung (über Risiken, Prävention), effektiverer Brustkrebs-Vorsorge (v.a. Mammographie-Screening) und nicht zuletzt wegen der guten Zusammenarbeit zwischen Onkolog(inn)en in Klinik und Praxis gibt es immer mehr Befunde im Früh-Stadium. Dies auch dank der Mammographie-Reihenuntersuchung (vom 50. – 70. Lebensjahr, alle 2 Jahre). Allerdings ist die Mammographie eine Methode mit Röntgen-Strahlen. Strahlenfreie Brustkrebs-Frühdiagnostik: Im Mamma-Zentrum des Autors werden neben der Mammographie vier strahlenfreie Methoden eingesetzt: 1. Hochfrequenz-Brust-Ultraschall, 2. Brust-Hochfrequenz-Elastographie, 3. 4-D-Hochfrequenz-Ultraschall-Computer-Tomographie und 4. Brust-Infrarot-Radiographie. Die Hochfrequenz-Ultraschall-Computer-Tomographie ist besonders gut bei sehr dichtem Brustdrüsengewebe (ACR Grad 3 und Grad 4), wo der Mammographie-Befund kaum oder nicht beurteilbar ist sowie bei allen (potenziell) pathologischen Hochfrequenz-Brust-Ultraschall-Befunden. Die Therapie sollte eine individuelle Entgiftung mit einschließen: Schon vor und nach Operation, zwischen Bestrahlungen und Chemotherapie-Sitzungen sollten seelische, hormonelle, infektiologische, immunologische Defizite gefunden und richtig behandelt werden. Vor allem müssen körpereigene Entgiftungsmechanismen aktiviert und Reparaturmechanismen unterstützt werden. Dadurch kann die Entstehung von Rezidiven und Metastasen verhindert oder verzögert werden.

- Gesunde Lebensweise
- individuelle entgiftende oder immun-modulierende Nahrungsmittel-Ergänzungen
- Hochdosierte Antioxidantien-Infusionen
- Individuelle Entgiftung mit sog. „Chelatoren" (z. B. EDTA, DMPS, DMSA u. a.)
- Bindung krebsfördernder Schwermetalle: Dadurch wird die Therapie mit Antiöstrogenen und Aromatase-Hemmern effektiver

Diverse Umweltschadstoffe können Brustkrebs fördern, indem sie Infektionen und Immundefizite verstärken, z. B.:

- Alkohol
- Rauchen
- Schwermetalle
- Xeno-Östrogene
- Pthalate, Dioxine, Furane
- PCB etc.

Daher sollte immer eine individuelle Schadstoff-Anamnese und -Untersuchung erfolgen. Je genauer und gezielter die Anamnese, desto geringer sind die Kosten für die Schadstoffanalyse. Erfragt werden sollte(n) …

- (Zustand nach) private(r) oder berufliche(r) Schadstoffexposition (z. B. Hausbau, -umbau, Renovierung),
- Zahnmaterialien (v. a. Amalgam = Quecksilber, Silber, Kupfer, Zinn),
- Ernährung (z. B. Nordsee-/Ostsee-/Mittelmeer-Fisch, Fleisch, Wild, Innereien, Pilze etc.)

Bei entsprechend positiver Schwermetall-Anamnese sollte ein DMPS-Mobilisationstest durchgeführt und der Urin nach Mobilisation auf toxische Schwermetalle getestet werden. Falls erhöhte Werte vorliegen, sollte eine gezielte individuelle Entgiftung erfolgen, z. B. mit …

- Chelat-Therapie (DMPS, DMSA, DPTA etc.)
- Aderlass
- Schwitzkur
- Hildegard-Leber-Kur
- Hildegard-Nieren-Kur
- Hildegard-Lymph-Kur etc.

Bei Verdacht auf toxische Zahn- oder Kieferbelastung kann ein entsprechender Speicheltest klären, ob Belastungen vorliegen. In diesem Fall sollte dann eine entsprechende Zahnsanierung mit gleichzeitiger Entgiftungstherapie erfolgen.

Darmkrebs: Dieser hat sich in den letzten 30 Jahren verdoppelt. Man geht davon aus, dass Umwelteinflüsse eine große Bedeutung haben, insbesondere ernährungsabhängige Faktoren. In Amerika wurde festgestellt, dass Rind-, Schweine- und Lammfleisch die Entstehung fördern, Obst, Salat und Gemüse dagegen mindern. Die „Faserhypothese" besagt, dass ein hoher Prozentsatz an Rohfasern und damit an Ballaststoffen in der Nahrung aufgrund deren hoher Wasserbindungskapazität zu höherem Stuhlgewicht und Stuhlvolumen führt. Fettreiche Ernährung fördert die Ausschüttung von Gallensäuren in den Darm; es wird diskutiert, dass Gallensäuren tumorunterstützend wirken können.

Gebärmutterhalskrebs: Auch die Entstehung von Gebärmutterhalskrebs wird in jüngster Zeit mit Umwelteinflüssen in Verbindung gebracht, die durch Veränderung des Scheiden- und Gebärmutterhals-Milieus das Wachstum bestimmter (sogenannter HPV-) Viren fördern, die wiederum zu einem Vorstadium des Gebärmutterhalskrebses führen können. Gegen high-risk-HPV-Viren kann geimpft werden.

Leberkrebs: Wesentliche Risikofaktoren des Leberkrebses sind Schwermetalle, Holzschutzmittel, Lösungsmittel, Pestizide und andere Umweltschadstoffe, aber auch und vor allem erhöhter Alkoholkonsum sowie Hepatitis-B-Infektionen. Diskutiert wird auch über die Rolle der hormonellen Antikonzeptiva (Pille) und der Hormonersatztherapie.

Lungenkrebs: Etwa 80 bis 90 % der Lungenkrebsfälle bei Männern und 30 bis 60 % bei Frauen sind durch das Rauchen verursacht. In verrauchten Räumen weisen Nichtraucher bis zu 20 % des Nikotins von aktiven Rauchern auf. Eine Krebsgefährdung beim Passivraucher muss grundsätzlich angenommen werden.

Mindestens 15 % der Bronchialkarzinome bei Männern und 5 % bei Frauen sind umweltbedingt. Insbesondere der Kontakt mit Chromatstaub, Nickel, Pestiziden, Arsen, Dichlormethylether und Asbest gilt als gefährlich. Auch Arbeiter in der Gummiindustrie, in Eisengießereien und in Kokereien sind höheren Risiken ausgesetzt. Wenn zusätzlich geraucht wird, kommt es oft zu einer verstärkenden Wirkung der Schadstoffe.

Magenkrebs: Dieser weist in Deutschland eine Erkrankungshäufigkeit von 30/100.000 Einwohner auf. Internationale Trinkwasserstudien haben ergeben, dass der Nitratgehalt des Wassers bedeutsam für die Entstehung sein kann. Neben dem Einfluss von Alkohol und Nikotin werden auch Umweltfaktoren als Ursachen diskutiert. Auch Nitrosamine, Aflatoxine, mit Talkum gepuderter Reis, Pilze, Düngemittelbestandteile, Fette und Salze können mögliche Zusatzursachen darstellen.

## Krupp

Man unterscheidet den „echten" Krupp infolge Diphtherie vom „falschen" Krupp bzw. Pseudokrupp bei Grippe, Masern, Smog u. a. Das Krupp-Syndrom ist charakterisiert durch heiseren, bellenden Husten, Fieber und zunehmende Atemnot. Ursache der Erkrankung ist eine Entzündung und Schwellung der Kehlkopfschleimhaut und der Stimmbänder und eine starke Verschleimung der Trachea. Neben Heiserkeit, Husten und Aphonie tritt ein inspiratorischer Stridor auf; wenn sich die Membranen ablösen, kann ein plötzlicher Erstickungstod die Folge sein.

## Künstler-Syndrom

Viele Maler(innen), Bildhauer(innen), Grafiker(innen) und Designer(innen) klagen über chronisch rezidivierende Exantheme an der Haut, Atemnot, migräneartige Kopfschmerzen und viele andere Symptome. Eine genauere Analyse der Ateliereinrichtung (Schadstoffrückstände in Böden, Wänden, Decke, Tischen, Schränken, Stühlen etc.), der verwendeten Werkstoffe, Farben, Kleber, insbesondere aber auch der Schadstoffe in der Raumluft, zeigt zweifelsfrei, dass viele Künstler unter Bedingungen arbeiten, bei denen ein industrieller Betrieb aufgrund geltender Arbeitsschutz-Richtlinien sofort dicht machen müsste. Am Ende jedes Semesters, wenn an den Kunstakademien und Hochschulen für Kunsterziehung in den Lehrsälen aufgeräumt wird, müssen viele hunderte von Tonnen Chemikalien, Farben, Kleber, Kunststoffe als Sondermüll entsorgt werden: Klebstoff-Spezialmischungen aus Benzin, Toluol, Xylol, Methylchlorid, Essigester, Ketonen (z. B. Aceton) und Alkoholen, plastische Kunststoffe, angereichert mit kanzerogenen Weichmachern und Schwermetallen wie Blei, Kadmium, Zink, Titan und vielem mehr. Jede(r) zweite Künstler(in) bekommt im Laufe der Zeit Kontaktallergien der Haut, insbesondere an den Händen, im Gesicht und am Dekolletee. Wo Künstler(innen) mit giftigen Stoffen in Berührung kommen, kommt es zu Juckreiz, Hautausschlag, -brennen und -rötung. Viele bekommen beim Umgang mit bestimmten Werkstoffen regelmäßig Hustenanfälle, teilweise sogar akute Atemnot bis zu stärksten lebensbedrohlichen Asthmaanfällen. Warum das so ist, wissen sie nicht. Nicht wenige haben alle klassischen Symptome einer chronischen Lösungsmittelvergiftung, ohne die Zusammenhänge zu kennen: Benommenheit, Kopfschmerz, Schwindel, narkotische Erscheinungen, alles Hinweise auf nicht zu unterschätzende Störeinflüsse des Zentralen Nervensystems durch Umweltschadstoffe. Tagtäglich arbeiten Künstler(innen) mit Schadstoffen, sind umgeben von Umweltgiften, die nach dem Einatmen über die Lunge in den Blutkreislauf gelangen, um sich dann in Nerven- und Gehirnzellen, Knochenmark, Körperfett, in Leber und Niere anzureichern. Methyl- oder Ethylacetat-Ester, Methyl-Ethyl-Ketone reizen die Schleimhäute von Augen, Mund, Rachen, Magen, machen müde, aggressiv und gereizt. Benzol ist krebserregend und narkotisierend, Xylol und Toluol verursachen Krämpfe und psychische Störungen, Toluol und Methylenchlorid sind krebsverdächtig, Trichlorethan und Trichlorethylen schädigen Gehirn, Leber, Nieren. Farbstifte aus Cellulose oder Kunstharzen, Ton, Talkum und Graphit mit Farbstoffen auf Methylviolettbasis, mit Gleit- oder Bindemitteln, können zu chronischen Hautentzündungen führen. Fettstifte aus Farbpulver, -wachsen oder -fetten, synthetische Ölfarben mit Verdickungs-, Feuchthalte-, Konservierungsmitteln, Stabilisatoren, schwermetallhaltigen Farbstoffen und Tensiden können bei Hautkontakt oder Inhalation zu allergischen Hautreaktionen, Reizung und Schwellung der Schleimhäute, Husten, Atemnot, Kopfweh, Schwindelanfällen, Nervenreizungen und -schädigungen führen. Treten die oben genannten Symptome auf, muss eine exakte Umweltanamnese, eine gezielte Untersuchung und dann eine gezielte Schadstoffanalytik und -ausleitung durchgeführt werden. Siehe auch: Schulte-Uebbing, C.: Umweltbedingte Frauenkrankheiten, Sonntag-Verlag, Stuttgart, 1995

## Lösungsmittel-Syndrome

Unter Lösungsmitteln versteht man Flüssigkeiten, die andere Stoffe lösen können, ohne dabei chemisch zu reagieren. Neben dem Wasser kommt vor allem organischen Verbindungen hohe Bedeutung zu. Man benötigt Lösemittel für die industrielle Produktion, für Lacke, Druckfarben, Beschichtungsmittel, zum Abbeizen, Reinigen und Entfetten. In Europa werden jährlich bis zu zehn Millionen Tonnen Lösemittel produziert. Für viele plötzlich auftretende Beschwerden nach Baumaßnahmen können Lösungsmittel in giftigen Gasen verantwortlich sein. Solche giftigen Gase können in Spanplatten, Holzverkleidungen, Teppichböden, Klebstoffen, Kunstharzen, Farben und Tapeten stecken und von dort freigesetzt werden. Die gesundheitlichen Auswirkungen einzelner Lösemittel auf den Menschen können sehr unterschiedlich sein: Für Benzol und Tetrachlorkohlenstoff gelten z. B. Anwendungsbeschränkungen, während Alkohole, aliphatische Kohlenwasserstoffe und Ketone als weniger gesundheitsschädlich eingestuft werden. Die folgende Tabelle gibt eine Übersicht über solche lösungsmittelhaltigen Gase und deren Quellen (aus Schulte-Uebbing, C.: Angewandte Umweltmedizin, Sonntag-Verlag, Stuttgart, 1996):

- Spanplatten: Formaldehyd, Phenol, Isocyanat
- Holzschutzmittel: PCP, Lindan, Dieldrin, Endosulfan, Dichlorfluanid, Ethylparathion, Fluorwasserstoff, Tributylzinnoxid, Furmecyclox, Carbendazim
- Teppichböden: Butadien, Chloroform, Chlorbenzol, Xylol, Styrol, Perchlorethylen, Tetrachlorkohlenstoff, Vinylchlorid u. a.
- Klebstoffe: Formaldehyd, Dimethylformamid, Phenol, Phthalsäureester, Acrylsäureester, Benzol, Chloroform u. a.
- Kunstharze: Anilin, Acrylnitril, Butadien, Ethylbenzol, Epichlorhydrin, Styrol, Vinylacetat u. a.

- Farben und Tapeten: Acrylnitril, Anilin, Benzol, Isobutanol, Isobutylacetat, Toluol, Phthalsäureester, Phthalsäureanhydrid u. a.

Organische Lösungsmittel sind in nicht unerheblichem Maße mitverantwortlich für die Luftverschmutzung; mehrere Millionen Tonnen entweichen in Europa jedes Jahr in die Luft. Dem kann entgegengewirkt werden durch Abgasreinigung und durch Verwendung lösemittelfreier und lösemittelarmer Produkte, z. B. Dispersionslacke, Pulverlacke. Weitere toxische Gase können sein: Kohlemonoxid, Kohlendioxid, Schwefeldioxid, Schwefelwasserstoff, Schwefelkohlenstoff, Stickoxide, Fluorwasserstoff, Chlorwasserstoff, Fluor-Chlor-Kohlenwasserstoffe (FCKW) und Ozon. Doch auch Hausstaub kann wie ein Reiz- und Erstickungsgas wirken. Hirnschäden durch organische Lösungsmittel: Viele Wissenschaftler(innen) nehmen heute an, dass organische Lösungsmittel die Entstehung neurotischer Störungen bis hin zu schweren hirnorganischen Defekten entscheidend fördern können. Im Extremfall kann dies bei Betroffenen sogar zur Demenz führen. Immer wieder sieht der Autor in seiner umweltmedizinischen Praxis Patient(inn)en, die Jahre lang in lösungsmittelbelasteten Räumen gearbeitet oder gewohnt haben und dann in der Psychiatrie gelandet sind. Es handelt sich dann um die klassische Diagnose: „Beginnendes lösungsmittelbedingtes dementielles Syndrom und depressive Störungen".

## Müdigkeitssyndrom

(Chronic Fatique Syndrome, CFS)

Das sogenannte „Chronische Müdigkeitssyndrom", in Frankreich erstmals als „Chronic Fatique Syndrome" (CFS) beschrieben, kommt nach neuesten Schätzungen bei bis zu drei Prozent der Bevölkerung vor. Das bedeutet, dass allein in Deutschland ca. drei Millionen Menschen darunter leiden. Die Aufnahme der Umweltschadstoffe, die zu dieser Erkrankung führen, erfolgt vor allem über Nahrung (Lebensmittel, Wasser), aber auch über Inhalation (Luft). Schadstoffe werden auch aufgenommen über den Wohn-, Arbeits- und Freizeitbereich. Als Haupt-Schädigungsmechanismus gilt beim Chronischen Müdigkeitssyndrom eine Störung der psycho-neuro-endokrinologischen Funktionsachse, einhergehend mit einer chronischen Schädigung des Immunsystems. Messbar ist eine Verminderung der Killerzellen, die durch die entsprechenden Umweltbelastungen ausgelöst wurde. Symptome sind eine ausgeprägte Müdigkeit, starke Erschöpfung, häufig einhergehend mit Lymphknotenschwellungen, gelegentlich mit Temperaturerhöhung, Hals-, Gelenk- und Muskelschmerzen. Weitere Begleiterscheinungen können sein: Entzündliche und infektiöse Erkrankungen, Kopfschmerzen, Schlafstörungen und Depressionen. Folgende Komplikationen sind in Zusammenhang mit dem CFS beschrieben worden: Übergang in chronische Entzündungen, Autoimmun-Erkrankungen und lymphoproliferative Erkrankungen. Besonders wichtig ist bei Verdacht auf CFS die Schadstoffanalytik. Bestimmt werden sollten gegebenenfalls die Schwermetalle Blei, Quecksilber, Cadmium, Kupfer, Aluminium und Silber, darüber hinaus unbedingt Pentachlorphenol, PCB und Lindan, bei entsprechendem Verdacht auch die Dioxine und Furane. Die Therapie muss darauf abzielen, die entsprechenden

Schadstoffquellen zu eliminieren und über entsprechende Immunmodulationsverfahren mit der Substitution entsprechender Vitamin-Mineral-Spurenelemente die Abwehr zu steigern. Dies kann auch durch die gezielte Gabe von Immunglobulinen, von Thymuspräparaten, gegebenenfalls von Interferonen erfolgen.

## Ozon-Syndrom

Ozon ist ein Gas, das in der Stratosphäre vor allem durch ultraviolette Strahlung gebildet wird und in Spuren durch atmosphärische Prozesse auch in erdnahe Schichten transportiert wird. Dort entsteht durch luftchemische Prozesse zusätzlich Ozon aus Stickstoffoxiden und Kohlenwasserstoffen. Da Ozon eine bakterien- und virenabtötende Wirkung hat, wird es zur Trinkwasseraufbereitung verwendet. In Ballungsgebieten können kurzzeitig Ozonkonzentrationen von über 300 Mikrogramm pro Kubikmeter auftreten. Bereits in niedrigen Konzentrationen kann Ozon beim Menschen Reizungen der Schleimhäute, Lungenfunktionsstörungen und Veränderungen biochemischer Parameter hervorrufen. Im Büro kommt es z. T. zu erheblichen Ozonemissionen, z. B. beim Fotokopieren oder beim Verwenden eines Laserdruckers. Siehe: Schulte-Uebbing, C.: Umweltbedingte Frauenkrankheiten, Sonntag-Verlag, Stuttgart, 1995

## Pseudokrupp

Unter dem Pseudokrupp versteht man eine akute Schleimhautschwellung im Kehlkopfbereich bei Kindern mit plötzlicher Atemnot und krampfhaftem Husten. Ursachen nach herrschender

Lehrmeinung sind Viren und Bakterien. Neue wissenschaftliche Arbeiten belegen, dass auch Schwefeldioxid, Staub, Stickoxide, Ozon und eine Vielzahl von Umweltgiften als Auslöser betrachtet werden müssen.

## Quecksilber-Syndrom

Quecksilber ist ein silberglänzendes, flüssiges Metall, es verdampft bereits bei Zimmertemperatur und ist leicht flüchtig. Die wichtigsten Verwendungsarten sind Thermometer, Laborchemikalien, Quecksilberbatterien (Knopfzellen), Schädlingsbekämpfungsmittel, Zahnfüllungen, Beizmittel. Durch vulkanische Aktivitäten, durch Verbrennungsprozesse von Kohle, Heizöl und Müll und aus Hüttenwerken gelangt Quecksilber in die Umwelt. Wird Quecksilberdampf eingeatmet, kommt es zu Schädigungen des Nervensystems, auch Zittern und Verhaltensstörungen können beobachtet werden. Große Mengen an Quecksilber gelangen über Saatbeizmittel und andere Fungizide in den Boden und von dort über Flüsse und Seen in Wassertiere. Bei einem Fischverzehr von 1 kg/Woche kann es zu einer Quecksilberaufnahme von bis zu 20 mg/Woche kommen. Nach einer WHO-Empfehlung sollte eine wöchentliche Höchstmenge von 0,12 mg nicht überschritten werden. Eine regelmäßige Chelat-Therapie kann sinnvoll sein.

## Schwefeldioxid-Krankheit

Schwefeldioxid hat in Kombination mit Staub eine reizende Wirkung auf Atemwege, Haut und Schleimhäute; in höheren Konzentrationen kann es zu massiven Atembeschwerden kommen.

## Schwefelwasserstoff-Krankheit

Schwefelwasserstoff ist ein brennbares, farbloses giftiges Gas, das nach faulen Eiern riecht. Während es in niedrigen Konzentrationen lediglich als Geruchsbelästigung empfunden wird, reizt es höher konzentriert die Schleimhäute und kann sogar Nervenschäden hervorrufen.

## Schwefelkohlenstoff-Krankheit

Schwefelkohlenstoff ist eine farblose, widerwärtig riechende Flüssigkeit, die v. a. als technisches Lösemittel in der Kunstseide- und Zellwollherstellung zum Einsatz kommt. Teilweise wird es auch als Schädlingsbekämpfungsmittel verwendet. Bei längerem Einatmen selbst kleiner Mengen treten Lähmungen, Krämpfe und Sehstörungen auf. Magen-Darm-Störungen mit Appetitlosigkeit und Gewichtsverlust und eine gleichzeitige Erhöhung des Serum-Cholesterinspiegels können ein wichtiger Hinweis auf eine chronische Schwefelkohlenstoffbelastung sein.

## Schwermetall-Syndrome

Eine „Schwermetall-Krankheit" als solche gibt es eigentlich nicht, obwohl viele Krankheiten durch Schwermetalle (mit)verursacht werden können. Die einzelnen Syndrome werden jeweils unter dem Namen des betreffenden Schwermetalls aufgeführt: So gibt es ein Zink-, Kupfer-, Mangan-, Zinn-, Chrom-, Cadmium-, Blei-, Quecksilber- und Silber-Syndrom. Zu den Schwermetallen werden Zink, Kupfer, Mangan, Zinn, Chrom, Cadmium, Blei, Quecksilber u.a. gerechnet. Es sind Metalle mit einer höheren Dichte als 5 g/cm$^3$. Kupfer, Zink und Mangan sind als Spurenelemente in geringen Mengen lebensnotwendig; die meisten Schwermetalle wirken in größeren Konzentrationen als Gifte für Mensch, Tier und Pflanze. Bei Verbrennungsprozessen werden in großem Ausmaß Schwermetalle in die Umwelt abgegeben; in der Luft sind sie an Staub gebunden. Sie sind Summationsgifte und reichern sich über die Nahrungskette in den meisten Organismen an. Viele Schwermetalle reichern sich in menschlichen Organen an.

## Sterilität (unerfüllter Kinderwunsch)

Entsprechend der Definition der WHO spricht man dann von Unfruchtbarkeit der Frau, wenn diese bei regelmäßigem Verkehr nach einem Jahr ohne Verhütung kein Kind empfangen hat; in Deutschland wird meist erst nach 2 Jahren der Begriff Sterilität gebraucht. Statistisch zeigt sich, dass die Kinderlosigkeit in 30 % der Fälle beim Mann ihre Ursache hat, in 40 % bei der Frau und in den restlichen 30 % bei beiden Partnern. Sicherlich sind seelische Störungen sehr häufig für die Unfruchtbarkeit mitverantwortlich, wobei Stress und psychische Belastungen dabei eine große Rolle spielen können. Die heute und in Zukunft bedeutendsten Ursachen, nämlich die endokrinen und vor allem immunologischen Störungen durch Umweltschadstoffe werden allerdings in der bisherigen Routine-Diagnostik noch viel zu wenig beachtet. Eigene Untersuchungen zeigen, dass Sterilitätspatientinnen (und auch deren Partner) sehr oft Chemikalien- und/oder Nahrungsmittel-Überempfindlichkeit und oft ungewöhnlich niedrige IgA-Werte aufweisen. Nur selten ist ein einziger Umweltschadstoff dominant. In den meisten Fällen kommt es zu einem gleichzeitigen Zusammenwirken mehrerer Faktoren, welche sich in ihrer Wirkung nicht nur addieren, sondern potenzieren. Es kann dann zu einer verhängnisvollen Kettenreaktion kommen: Schwermetalle, Holzschutzmittel, Pestizide, Dioxine, Furane, diverse Organochlorverbindungen und viele noch nicht näher untersuchte Substanzen können Auslöser für diese Kettenreaktion sein, die sich dann von der sogenannten primären Sterilität (= Unfruchtbarkeit von Anfang an) über die sekundäre Sterilität (= später auftretende Unfruchtbarkeit) über die sogenannte Infertilität (= Unfähigkeit, ein Kind bis zur Geburt auszutragen), über Früh- und Spätaborte (= Abgänge) gestörte Früh- und Spätschwangerschaft, Fehlbildungen, pathologische (= nicht normal verlaufende) Geburtsverläufe, missgebildete Kinder, plötzlichen Kindstod (englisch „SIDS" = sudden infant death syndrome) bis zu späteren Erkrankungen des Neugeborenen (z.B. Allergien, Pseudokrupp, Asthma bronchiale, Nahrungsmittelallergien etc.) erstrecken und auswirken kann. Auch Nikotin und Kondensat, Benzpyrene, Formaldehyd und viele weitere Komponenten des Zigarettenrauches schädigen die Reproduktionsorgane. Wenn Frauen rauchen, haben sie 10 bis 20 mal mehr Nikotin in der Gebärmutterschleimhaut als im Blut. Es wurde nachgewiesen, dass alle oben genannten Tabakschadstoffe bis in die Keimzellen vordringen und dort zu endokrinen und immunologischen Schäden führen können. Kommen noch weitere Genussgifte hinzu, so kann sich die Wirkung potenzieren (= vervielfachen). Beispielsweise ist von Koffein bekannt, dass es die Wirkung von Tabakschadstoffen verstärken kann. Rauchen ist eine Hauptursache der Unfruchtbarkeit. Einen ganz entscheidenden Einfluss auf die Fertilität hat Quecksilber aus Amalgamfüllungen. In der Sterilitätssprechstunde des Autors sind viele Patientinnen und deren Partner mit starken Amalgambelastungen steril. Eine spontane Schwangerschaft ist oft erst nach Amalgamsanierung und Entgiftung möglich. Siehe: Schulte-Uebbing, C.: Umweltbedingte Frauenkrankheiten, Sonntag-Verlag, Stuttgart, 1995

## Stickoxid-Krankheit

Bei Verbrennungen mit hohen Temperaturen können sich Stickstoff und Sauerstoff in der Luft zu Stickstoffoxiden verbinden, wobei v. a. zunächst Stickstoffmonoxid entsteht, das sich in der Luft relativ schnell in das schädlichere Stickstoffdioxid umwandelt. Da die Stickstoffoxide in der Atmosphäre z.T. zu Salpetersäure oxidiert werden, sind sie gemeinsam mit $SO^2$ entscheidend mitverantwortlich für die Versauerung von Böden und Gewässern. Weiterhin sind sie mitbeteiligt an der Bildung von Photooxidantien. Bei höheren Konzentrationen von Stickstoffdioxiden werden gehäuft Atemwegs-Erkrankungen beobachtet.

## Wechsel, vorzeitig

In letzter Zeit haben immer mehr Frauen relativ früh, teilweise bereits mit 40 Jahren, Wechselbeschwerden. Dies liegt sehr häufig an den zunehmenden Umweltschadstoffen. Immer mehr Schwermetalle, Pestizide und Organochlorverbindungen sammeln sich in den Eierstöcken, in Hypophyse und Hypothalamus, aber auch in der Nebennierenrinde, und sorgen dort für hormonelle Unruhe: Die Östrogenproduktion kann gestört sein, die Androgenproduktion kann vermehrt sein. Dadurch kann es zum vorzeitigen Wechsel mit allen Beschwerden kommen. Eigene Untersuchungen zeigen, dass in den Eierstöcken von Frauen, die vorzeitig in den Wechsel kamen, teilweise beträchtliche Schadstoffbelastungen nachweisbar waren. Dabei handelte es sich um Agrargifte wie DDT und HCH, um das DDT-Abbauprodukt DDE und vor allem auch um Polychlorierte Biphenyle (PCB). Bei Frauen, die vorzeitig in den Wechsel kamen, ist oft eine herausragend hohe Konzentration von PCB, HCH, DDT und dessen Abbauprodukt DDE in der Eierstockflüssigkeit messbar. Auch Pentachlorphenol kann zu einem vorzeitigen Klimakterium beitragen. Bei vielen Patientinnen bringt eine Schwermetall-Entgiftung sofort Besserung. Die Blutwerte normalisierten sich wieder, die Wechselbschwerden verschwinden, die Fertilität kann länger erhalten bleiben. Mehr dazu finden Sie in: Schulte-Uebbing, C.: Umweltbedingte Frauenkrankheiten, Sonntag-Verlag, Stuttgart, 1995.

4

# Umwelt-medizinische Diagnostik nach Hildegard

Wer die Hildegard-Schriften nur überfliegt, meint, es gäbe kaum diagnostische Hinweise. Wenn man sich jedoch die Zeit nimmt, die umfangreichen Hildegard-Schriften genauer zu studieren, stellt man fest, dass das diagnostische Spektrum der Hildegard-Heilkunde sehr groß ist und dass sich damit eine sehr interessante Ergänzung und Bereicherung des schulmedizinischen Diagnose-Spektrums ergibt, zumal die Hildegard-Diagnostik die gesamte Umwelt einschließlich aller in ihr wirkenden Gesetze mit einbezieht. Hildegards Diagnostik ist primär eine Gesundheitsdiagnostik und nur sekundär eine Krankheitsdiagnostik. Hildegard kommt es stets auf eine ganzheitliche Beurteilung des gesundheitlichen Zustandes von Seele, Geist und Körper an. Interessant ist, dass die von Hildegard vor fast tausend Jahren gefundenen Zusammenhänge (dass man sich mehr mit der Gesundheit als mit der Krankheit befassen sollte) erst vor kurzem von einer Expertengruppe der WHO bestätigt wurden. Bei Hildegard liest man immer wieder, dass die meisten Erkrankungen vermeidbar sein können, wenn man in einer Einheit mit sich selbst, mit Schöpfung und Schöpfer ist. Dies sind ganz aktuelle ökologische Aspekte, zumal man heute weiß, dass die meisten Erkrankungen durch äußere, umweltbedingte Faktoren hervorgerufen werden können. Im Sinne von Hildegard sollten heute bei jeder Erkrankung aus umweltmedizinischer Sicht folgende Faktoren untersucht werden:

- Umweltschadstoffe, Lebens-, Ernährungsgewohnheiten, Immunstatus, erbliche Belastung, Biographie, Verhaltensmuster

Die äußeren Faktoren wurden definiert als die gesamte Umwelt des Menschen einschließlich Ernährung und spezifische Verhaltensweisen. Wichtig ist bei Hildegard eine möglichst früher Zeitpunkt der Diagnosestellung, also solange der Mensch noch gesund ist und sich nur erste Frühsymptome zeigen. Mit einer guten Kenntnis der diagnostischen Methoden nach Hildegard ist es daher unter Umständen möglich, eine Erkrankung im Frühstadium festzustellen, so dass man sehr gute Chancen auf absolute Heilung hat. Analysiert man Hildegards diagnostisches und therapeutisches Werk, so stehen sowohl Diagnostik als auch Therapie auf vier Säulen, die nicht nur den körperlichen Zustand untersuchen und behandeln, sondern auch und insbesondere jenen der Seele (des Gefühls) und des Geistes (Verstand, Intellekt, Wissen). Vor allem im fünften Buch der „Physica" werden verschiedene diagnostische Kennzeichen erwähnt, die dann entscheidende Hinweise darauf geben können, welche Therapieform am effektivsten ist. In der Diagnostik nach Hildegard unterscheiden wir unter anderem folgende bedeutende Bereiche:

- Diagnostik der seelischen Situation
- Diagnostik der Tugenden und Laster
- Diagnostik des Zustandes der vier Elemente
- Diagnostik des Zustandes der vier Säfte
- Diagnostik des Zustandes der vier Temperamente
- Diagnostik der Konstitution
- Diagnostik in Abhängigkeit von den Mondphasen
- Diagnostik beim Heilfasten
- Digestions-Diagnostik
- Diagnostik des Aderlass-Ergebnisses
- Diagnostik des Urins (Harn-Diagnostik)

## Diagnostik der seelischen Situation

Sowohl aus den Schriften „Scivias" als auch aus „Ordo Virtutum", „Physica" und „Causae et Curae" geht deutlich hervor, dass man bei Hildegard zunächst immer den seelischen Zustand betrachten und analysieren muss. Denn die Seele ist die Erhalterin des Lebens, wobei drei Arten von Seele unterschieden werden können: Die psychische, animalische und vegetative Seele mit dem Sitz in Gehirn, Herz und Leber. Daneben muss der Zustand der vier Säfte untersucht werden: Blut, Schleim, Gelbe und Schwarze Galle. Vor allem im „Liber vitae meritorum" werden Methoden dargelegt, wie man den Zustand der Seele beurteilen und einstufen kann. Zunächst geschieht dies ganz grob über die Beurteilung des Kräftegleichgewichts der insgesamt 35 Tugenden und Laster im Menschen. Wir können bei Hildegard nicht nur lesen, dass die menschlichen Gedanken im Herzen entstehen. Sie schreibt auch, dass vor allem die Seele des Menschen im Herzen ist, und von dort aus regelt sie die menschlichen Gedanken. Diese Seele gehört eben zur Vollständigkeit des Menschen. Hier unterscheidet sich Hildegard grundlegend von Hippokrates und Galen. Während Hippokrates meint, dass die Seele aus drei Unterstufen besteht (eine vernünftige im Gehirn, eine mutartige (Gemüt) in der Brust und eine Begierden-Seele im Unterleib) und Galen die Seele als Erhalterin des Lebens sieht, welche die körperlichen Funktionen mit ihren zweckmäßig wirkenden Kräften regelt, sieht Hildegard viel mehr in der Seele. Es geht weit über die schlichte religiöse Vorstellung hinaus, wenn sie sagt:

*„… Die Seele des Menschen, die von Gott in den Menschen vom Himmel herabkommt, ihn belebt und ihm seinen Verstand gibt, stirbt nicht, wenn sie den Menschen verlässt, sondern sie wandert ewig lebend … entweder zum Lohne für ihr Leben oder zu den Qualen des Todes …" (O.T., 21, 9)*

Bei Hildegards Aussage, die Seele sei „… ein zum Guten führender Hauch … und halte uns von allen Sünden zurück …", sieht man einen Einfluss von Platon, doch mit einer Verschmelzung mit dem theologischen Begriff Seele. Erstaunlich viel befasst sich Hildegard mit den seelischen Ursachen von Empfängnis und Liebe sowie von Wechselwirkungen jener seelischen Kräfte. Was sie sagt, können wir natürlich nur dann verstehen, wenn wir das Vorhergehende über Säfte, Phlegma, Bau des Organismus in Betracht ziehen. Ihre Vorstellung, wie die Fruchtbarkeit beim Menschen überhaupt entstehen kann, ist sehr einfach. Der Mensch ist fruchtbar durch die in ihm vorhandene Kälte und Wärme.

*„… Denn die Wärme ist seine Lebenskraft, und die Kälte seine Dürre, und durch all dieses zeugt er Kinder …" (O.T. 44, 30)*

## Diagnostik des Zustandes der vier Elemente

Hildegard hat insbesondere im Rahmen ihrer Vier-Elemente-Lehre, nicht nur brandaktuelle umweltmedizinische Zusammenhänge erkannt und treffend beschrieben, sondern auch, allerdings oft nur zwischen den Zeilen, Hinweise gegeben, wie man über die Feststellung von Verschiebungen im Gleichgewicht der vier Elemente Diagnostik betreiben kann. Bekanntlich schreibt sie ja über die vier Elemente:

> *„Im Menschen sind Feuer, Luft, Wasser und Erde, und aus ihnen besteht er. Vom Feuer hat er die Körperwärme, von der Luft den Atem, vom Wasser das Blut und von der Erde den Körper..." (C.C. 49, 29) ... „Diese vier Grundstoffe sind so eng verknüpft und verbunden, dass keins vom anderen getrennt werden kann. Daher halten sie so fest aneinander, dass man sie die Grundbausteine des gesamten Kosmos nennen kann..." (C.C. 2, 37 ff).*

Die Auffassung, dass die Welt aus vier Elementen besteht, wird von Hildegard nicht nur kommentarlos auf den Menschen übertragen, sondern kann nach Hildegard auch Aufschluss über den Gesamtzustand des Organismus, vor allem auch der Sinnesorgane, geben.

> *„Vom Feuer hat er seine Wärme, von der Luft den Atem, vom Wasser das Blut und von der Erde das Fleisch ... „ (C.C. 49, 35) .*

Der Mensch verdankt seine Sehkraft dem Feuer, der Luft sein Gehör, dem Wasser seine Beweglichkeit und der Erde seinen Gang. Das Fleisch wird durch die Gefäße und die Feuchtigkeit zusammengehalten. Da das Fleisch von der Erde entstanden ist, besitzt es eine kalte Feuchtigkeit, aber es wird durch das Blut erwärmt. Das Blut erhält im Menschen die Feuchtigkeit, dadurch bleibt die

Lebenskraft frisch, und diese bewegt den ganzen Körper. Die so aufgebaute Gestalt bzw. Lehmmasse wird erst lebendig durch den sogenannten Lebenshauch, der nach Hildegards Auffassung aus Feuer und Luft besteht.

## Diagnostik des Zustandes der vier Säfte

Bei Hildegard gibt es vier Säfte, die bei jedem Menschen in einem bestimmten Mischungsverhältnis vorhanden sind. Kommt es nun zu einer Belastung der Gesundheit oder zu einer akuten oder chronischen Erkrankung, so kann sich eine ganz charakteristische Verschiebung der Mischungsverhältnisse im Sinne einer pathologischen Gleichgewichtsverschiebung ergeben:

> *„... Vier Säfte gibt es, die beiden wichtigsten von ihnen werden Phlegma genannt, die beiden anderen heißen Schleim (O.T. 50, 31).*

Bei der natürlichen Verteilung dieser Säfte beherrscht normalerweise der oberste Saft immer den nächsten. Kommt es zu einer Verschiebung der Säfte, verschiebt sich die Metabolische Balance:

> *„... Denn welcher der oberste Saft ist, der beherrscht auf diese Weisen den zweiten, und diese beiden führen den Namen: Phlegma. Der zweite Saft beherrscht den dritten und der dritte den vierten. Diese beiden, als der dritte und der vierte Saft, heißen: Schleim ..." (O.T. 50, 37).*

Diese vier Säfte kommen in verschiedener Verteilung im Organismus vor, davon hängt es ab, welche Konstitution er hat und welche Krankheitsanlagen im Körper sind, und ob dem betreffenden Menschen langes oder kurzes Leben beschieden ist. Wenn ein Saft den anderen überwindet oder seine richtige Ordnung nicht hat, wird der Mensch kränklich. Und wenn die richtige Mischung fehlt, geht der ganze Körper zu Grunde.

> *„… Wenn die Phlegmen und die Säfte aufgeregt werden, dann sieden sie auf und treiben diese wie Pfeile in das Fleisch, das Blut und die Gefäße … Das Gehirn ist weich und feucht, und wenn es trocken wird, wird es krank sein …" (O.T. 38, 8/9)*

## Diagnostik des Zustandes der vier Temperamente

Analog zu den vier Säften gibt es bei Hildegard vier Temperamente, die ebenfalls bei jedem Menschen in einem bestimmten Mischungsverhältnis vorhanden sein sollen. Liegt nun eine Belastung der Gesundheit oder eine akute oder chronische Erkrankung vor, so kann es zu einer ganz charakteristischen Verschiebung des Mischungsverhältnisses im Sinne einer pathologischen Gleichgewichtsverschiebung kommen. Hildegard nimmt eine Einstufung der Männer und Frauen in verschiedene Gruppen, wie Phlegmareiche, Blutreiche, Gallereiche und Schwarzgallige vor. Kräftige und gallereiche Männer, die äußerlich durch ihre rote Farbe und gesundes Aussehen gekennzeichnet sind, sollen ein heißes Blut besitzen. Die Frauen von dieser Art zeigen äußerlich grobe Knochen und wenig Fleisch und eine bleiche Gesichtsfarbe. Sie sollen eine kräftige Gebärmutter besitzen und sollen sich womöglich verheiraten, weil sie sonst nicht nur schwach werden, sondern die verschiedensten Krankheiten, wie Leberleiden, schwarze „Drachengeschwulst" und sogar Brustkrebs bekommen können. Der anderen Art gehören die blutreichen Leute an, wovon die Männer eine liebliche Gesichtsfarbe, gut entwickelte Gefäße, dickes Blut von dunkelroter Farbe und fettes Fleisch am Leibe haben.

> *„… Sie können mit Frauen in Ehrbarkeit und fruchtbar verkehren …" (O.T. 72, 28).*

Die Frauen sind sehr beleibt, haben dünne Gefäße, weiße Farbe, und obwohl die Gebärmutter kräftig sein soll, bringen sie wenig Kinder auf die Welt. Bleibt ihre normale Regel aus, bekommen sie leicht „Scropheln" und können auch schwarzgallig werden. Die sogenannten schwarzgalligen Männer sind an ihrer düsteren Gesichtsfarbe zu erkennen. Auch sie haben starke Gefäße, grobe Knochen und hartes Fleisch und sind ungezügelt in ihrem Geschlechtsleben. Die Frauen haben ebenfalls dicke Gefäße, dunkle Hautfarbe, ihr Blut ist aber mehr schleimig, und sie sind auch schwermütig. Ihre Gebärmutter ist schwach, und darum sollen sie unfruchtbar sein. Gesund bleiben sie nur dann, wenn sie ohne Mann leben. Sollte sich ihre Monatsregel frühzeitig einstellen, können sie leicht Podagra, Kopfleiden, Rücken- und Nierenschmerzen bekommen. Sogar der ganze Körper kann anschwellen. Und endlich die Gruppe der phlegmareichen Leute, wo die Männer fettes, weißes und trockenes Gehirn besitzen. Sie sind schon von außen zu erkennen, denn …

*„... sie haben große glotzende Augen und eine weibische Färbung im Gesicht ..." (O.T. 75, 2).*

Diese sind allgemein nach weiblicher Art aufgebaut. Ihr Samen ist dünn und der Bartwuchs spärlich. Die Frauen dieser Art haben eine dunkle Hautfarbe, dicke Gefäße und sind sehr fruchtbar. Ihrem Aussehen nach sind sie etwas männlich. Bei Unregelmäßigkeiten des Monatsflusses erkranken sie leicht an Kopfschmerzen und Hirnwut, können milzkrank und wassersüchtig werden, sogar zu Geschwüren kann es kommen.

## Diagnostik der Konstitution

Die Konstitution ist bei Hildegard diagnostisch und therapeutisch entscheidend. Entsprechend den vier Säften: Blut, Phlegma, gelbe Galle und schwarze Galle unterscheidet Hildegard vier männliche und weibliche Konstitutionstypen. Jedes Individuum ist geprägt von „männlichen" und „weiblichen" Komponenten. Die Konstitutionslehre wird von Hildegard mit großer Sachlichkeit, Feinheit und einer uns manchmal naiv anmutenden, aber echt mittelalterlichen Offenherzigkeit behandelt. Die Ausführungen sind, wie das meiste, was Hildegard geschrieben hat, durch eine symbolische Ausdeutung der naturwissenschaftlich-medizinischen Tradition charakterisiert, die von einer starken, tiefen Religiosität geprägt ist. Kommt es nun zu einer Belastung der Gesundheit oder zu einer akuten oder chronischen Erkrankung, so kann sich dadurch eine ganz charakteristische Verschiebung der Konstitution ergeben.

## Diagnostik in Abhängigkeit von den Mondphasen

Neben diesen Konstitutionstypen gibt es nach Hildegard bei jedem Menschen körperliche, geistige und seelische Veranlagungen in Abhängigkeit von den Mondphasen. Nach Hildegard sollte man bei jeder diagnostischen und therapeutischen Maßnahme, so weit wie möglich, die Mondphasen berücksichtigen. Auch die Mondphase zum Zeitpunkt der Zeugung eines Menschen geht bei Hildegard in die Diagnostik mit ein. Nach Hildegard gibt es, jeweils von Neumond zu Neumond, dreißig verschiedene Mond-Typen. Siehe auch: Schulte-Uebbing, C.: „Hl. Hildegard – Frauenheilkunde", 2000

## Diagnostik beim Heilfasten

Im „Liber vitae meritorum" geht es unter anderem um das Heilfasten. Dabei wird genau beschrieben, wann, wie und bei wem das Heilfasten notwendig und sinnvoll ist. Da der Organismus während des Heilfastens sehr stark entschlackt und entgiftet, können bei Umverteilungsvorgängen von Gift-, Schad- und Schlackenstoffen starke Belastungen auf den Organismus einstürmen. Deshalb ist es besonders wichtig, alle Symptome, die während des Heilfastens auftreten, zu beobachten. Hildegard gibt viele Hinweise, wie und nach welchen Kriterien man diese Diagnostik während des Heilfastens durchführen soll. Besonders wichtig sind dabei drei diagnostische Methoden, die im Folgenden besprochen werden sollen:

- Digestions-Diagnostik
- Aderlass-Diagnostik
- Harn-Diagnostik

## Digestions-Diagnostik

Bei der Beurteilung der Verdauung unterscheidet Hildegard drei Digestionen. Bei der ersten Digestion entsteht in der Milz die schwarze Galle, die alles Unreine enthält. Durch Vermittlung des vegetativen Pneumas geht die zweite Digestion vor sich, und das im Herzen mit dem Pneuma gemischte Blut geht in den ganzen Körper. Die dritte Digestion vollzieht sich in den Organen und Geweben. Neben den vier Qualitäten der Säfte (Kalt, Warm, Trocken, Feucht) werden noch deren Kombinationen unterschieden. Die Gesundheit hängt vom Zustand und Gleichgewicht der Säfte ab. Dieses wird dann unter dem Einfluss von Alter, Klima, Lebensweise und anderem beeinflusst sein, so dass dadurch eine gewisse Bereitschaft für die Krankheiten besteht. Hildegard führt die Krankheiten auf Veränderungen der Funktionen einzelner Bestandteile des Körpers (aufgrund ihrer veränderten Beschaffenheit) zurück, und zwar der Organe, der gleichartigen Teile der Säfte und Veränderungen des Pneumas. Echt pneumatisch führt sie verschiedene gewisse Fieberformen auf Alteration des Pneumas zurück. Auch die diagnostische Einstufung in vier Temperamente (Phlegmatiker, Sanguiniker, Choleriker und Melancholiker) ist bei Hildegard bedeutsam für die Auswahl der therapeutischen Maßnahmen.

## Diagnostik des Aderlass-Ergebnisses

Ein wichtiges diagnostisches Kriterium ist die exakte Auswertung des Aderlasses. Hier kann man nach Hildegard Rückschlüsse auf verschiedenste Krankheitsprozesse, auch schon im Frühstadium, ziehen.

- trübe Farbe, schwarze Flecken innerhalb der Trübe, Wachsrand, pyramidenförmig, schwarzes, trübes Blut mit und ohne Wachsfarbe, schwarze oder graue Streifen

Die Erfahrung des Autors im Laufe der letzten 25 Jahre hat gezeigt, dass es eine Reihe von Zusatzkriterien geben kann, die ganz entscheidende Aussagen möglich machen können. Dazu gehören unter anderem

- Lakunen, Krypten, Spiegel, Schlieren, Streifen, Felderung, Bänderung, Marmorierung, Schattierung, Einschlüsse etc.

Ein Aderlass ersetzt in keinem Fall die schulmedizinische Diagnostik. Er kann allerdings eine sinnvolle und hilfreiche Ergänzung der Schulmedizin darstellen. Für die Auswertung des Aderlasses ist die Kenntnis von Hildegards Schriften notwendig. Der Aderlass sollte immer mit einer Anamnese und Durchuntersuchung nach schulmedizinischen Kriterien einhergehen.

# Grundlagen der umweltmedizinischen Diagnostik

Gerade bei der Diagnostik umweltbedingter Erkrankungen kann man sich nicht allein auf Methoden nach Hildegard verlassen. Kenntnisse von modernen umweltmedizinischen Zusammenhängen, von allgemeinen und speziellen toxikologischen Mechanismen sind unerlässlich.

## Problematik beim Nachweis von Umweltgiften

Leider spiegeln Schadstoffwerte in Blut und Urin meist nur eine momentane Situation wieder. Oft kann es im akuten Stadium trotz eines messbaren Absinkens der Giftwerte im Giftmilieu zunächst zu einer Erhöhung der Blutwerte kommen und anschließend mit einem Anstieg von Organkomplikationen zu einem Absinken der Blutwerte. Die Kenntnis des Giftes, der Einwirkzeit und der Wirksymptome inklusive Vorschäden und Begleiterkrankungen bestimmen die Schwere einer Vergiftung. Das rechtzeitige Ausschalten der äußeren Wirkkonzentration bewirkt eine deutliche Reduktion der Vergiftungssymptome einer Umweltvergiftung.

## Bewertungsfehler

Leider werden oft schwerwiegende Fehler bei der Bewertung umweltmedizinischer Zusammenhänge gemacht. Solche Fehler, die häufig vorkommen, sind u. a.

- Verwechslung zwischen akut und chronisch
- Vergessen oder Nichtberücksichtigen der Latenzzeit
- Vergessen oder Nichtberücksichtigen der Vor- und Begleitschäden
- Vergessen oder Nichtberücksichtigen der Interaktionen ähnlich wirkender Langzeitgifte
- Vergessen oder Nichtberücksichtigen der extremen Empfindlichkeit von Kindern und kranken Menschen
- Vergessen oder Nichtberücksichtigen der unterschiedlichen genetischen Abbaumechanismen
- Verwechslung mit anderen Organschäden durch Nichtbeachten der Anamnese
- Giftauskunft durch den Täter statt durch Unbeteiligte
- Psychotherapie statt Kausaltherapie etc.

## Problematik sogenannter Grenzwerte

Wenn Grenzwerte richtig festgesetzt sind, dürfen körperfremde Giftstoffe weder im Organismus von Arbeitenden noch von Kindern und Rentnern nachweisbar sein. Während bei einer akuten Vergiftung zunächst die Aufnahme- und Ausscheidungsorgane geschädigt werden, werden bei einer chronischen Vergiftung zunächst die Speicherorgane geschädigt. Nach einer Schädigung des Immunsystems können Gifte über eine Schädigung des Nervensystems zum Tod führen. In Organen gespeicherte Gifte können auch noch weiter wirken.

## Vergiftungssicherheitsgrade

Man unterscheidet in der Toxikologie sogenannte Vergiftungssicherheitsgrade:

- 0 – sicher keine Vergiftung
- 1 – Hinweis auf ein Gift
- 2 – Hinweis auf ein Gift und Aufnahme oder Wirkung
- 3 – Konkreter Hinweis auf ein Gift, Aufnahme und Wirkung
- 4 – Beweis eines Giftes und drei Hinweise
- 5 – Zwei Beweise und drei Hinweise
- 6 – Vergiftung einfach gesichert (drei Beweise)
- 7 – Vergiftung nachgewiesen und Aufnahme oder typischer Verlauf
- 8 – Vergiftung, Aufnahme und typischer Verlauf nachgewiesen
- 9 – Vergiftung doppelt unabhängig gesichert
- 10 – Vergiftung methodisch gesichert, Ausschluss anderer Gifte.

Der exakte ursächliche Nachweis einer Vergiftung ist meist sehr schwierig. Beweisend für eine chronische Vergiftung ist nur ein direkter Nachweis einer dauerhaften Aufnahme von Schadstoffen, von denen bekannt ist, dass sie ab einer gewissen Dosis zu entsprechenden Vergiftungen führen können. Erschwerend für den Nachweis ist meist eine bestimmte Zeitspanne (= Latenzzeit) bis zum Eintritt einer Organfunktionsverschlechterung. Da viele Umweltschadstoffe sehr lange im Organismus bleiben, können dadurch verursachte Umweltvergiftungen bei der Obduktion nachweisbar sein. Beispielsweise fand man im Gehirn von toten

Zahnärzten mehr als tausendfach höhere Quecksilberkonzentrationen als im Blut. Dies dürfte eine direkte Folge der jahrelangen Amalgamwirkung sein. Stress oder Infekte können eine Entleerung der Giftspeicher mit entsprechenden Vergiftungssymptomen bewirken. Selbst wenn die Wirkkonzentration von außen auf Null abgesunken ist, können Dauerschäden auftreten. Während man eine chronische Vergiftung sehr leicht an der Leiche feststellen kann, ist dies zu Lebzeiten meist bedeutend schwieriger. Hier bringen (im günstigsten Fall) sogenannte Mobilisationstests Aufschluss über die tatsächlich vorhandenen Organentspeicherungen. Während man unter Belastung nur eine Giftaufnahme in einen gesunden Organismus ohne Vergiftungssymptome versteht, ist eine Vergiftung auch durch eine Organschädigung gekennzeichnet. Die Giftaufnahme von Speichergiften ist stets der Vergiftungsbeginn. Wechselwirkungen können dabei zwischen allen Immun- und Nervengiften wie Insektiziden, Lösungsmittel und Schwermetallen bestehen. Zink-Spurenelementmangel kann eine Vergiftung fördern. Stress und Nahrungsmittel (Kaffee) können Gifte aus den Speichern freisetzen und zu Verschlechterungsphasen führen. Kinder haben wegen ihrer Lebensgewohnheiten, wie Spiele am Teppich, ihres größeren Luftumsatzes (Grundumsatz) und fehlender Leberentgiftung wesentlich höhere Giftkonzentrationen als Erwachsene. Frauen können ggf. wegen längerer Verweilzeit in der Wohnung unter Umständen einer höheren Giftkonzentration von Wohngiften ausgesetzt sein als Männer. Sehr Schlanke haben möglicherweise wegen ihrer geringeren Fettverteilungsmöglichkeit höhere Giftwerte im Blut als Dicke, wobei die tatsächlichen Gesamtgiftkonzentrationen bei Dicken häufig höher liegen können. Es gibt bei keiner ernsten Vergiftung ein Krankheitszeichen, das es nur bei einer Vergiftung gäbe: Der/Die Arsenvergiftete stirbt meist an den Folgen massiven Durchfalls, der/die Knollenblätterpilz-Vergiftete verblutet, der/die Alkoholvergiftete erstickt, der/die Kettenraucher(in) stirbt meist an der Auszehrung im Lungenkrebs. Somit wird eine chronische Vergiftung meist erst nach Ablauf der Latenzzeit feststellbar. Nach Ablauf der Latenzzeit ist, beispielsweise beim Ausbruch einer bösartigen Erkrankung, selbst bei sofortiger Beseitigung der Schadstoffquellen oft keine Heilung, sondern nur noch eine Hinauszögerung der vorprogrammierten Verschlechterung möglich. Je eher und intensiver diese Beseitigung erfolgt, desto deutlicher ist der Gesundungseffekt.

## Der „U M W E L T -Test"

Den von der modernen Umweltmedizin gefundenen Zusammenhängen trägt der sogenannte „U M W E L T -Test" Rechnung, ein Test, den der Autor gemeinsam mit Professor Zahn1990 entwickelt hat. Der „U M W E L T -Test" hat sich in der Praxis bewährt. Er ist geeignet, um schnell und effektiv die Belastung von Patienten gegenüber Umwelteinflüssen abschätzen zu können. Der „U M W E L T -Test" überprüft stichpunktartig die sechs wichtigsten Schwerpunkte, die aufgrund modernster psychoimmunologischer Untersuchungen zur Entstehung umweltbedingter Krankheiten beitragen können. Diese sind in der folgenden Tabelle aufgeführt:

**U = Umfeld, soziales**
Partnerschaft, Familie, soziale Bindungen, Beziehungen etc.

**M = Mahlzeiten, Medikamente**
Ernährung, Zusammensetzung, Schadstoffbelastung, Zubereitungsart, Häufigkeit und Regelmäßigkeit der Nahrungsaufnahme

**W = Wohnen**
Wohnort, -lage, Baumaterialien, Möbel, Teppiche, Tapeten, Schadstoffexposition im Wohn-, Schlaf- und Kinderzimmer

**E = Erwerb**
Arbeitsbereich, Standort des Arbeitsplatzes, Arbeitsbedingungen unter umweltmedizinischen Aspekten, Stress, Exposition gegenüber Schadstoffen

**L = Leistung**
objektiv: Herz-, Kreislaufparameter, Leber-, Nierenfunktion etc.
subjektiv: persönliche Einschätzung der Patientin der eigenen Leistungsfähigkeit

**T = Typus**
psychisch-seelische Situation, psychische Belastbarkeit, Verhalten bei Stress: stabil oder labil, Neigung zu Depressionen, Aggressionen, Fremd- und Eigenbeurteilung

Nach einer umweltmedizinischen Befragung des/der Patienten/-in fällt die Auswertung des Umwelt-Tests nicht schwer. Anhand der Gesamtpunktzahl zeigt sich, ob ein(e) Patient(in) stark (0 bis 4 Punkte), mäßig (5 bis 8 Punkte) oder gering (9 bis 12 Punkte) belastet ist. Starke Umweltbelastung ist eine absolute, mäßige Belastung eine relative Behandlungsindikation. Siehe Schulte-Uebbing und Zahn, 1990.

## Diagnostik psychischer Faktoren

Umweltkranke Patient(inn)en sind häufig über die bestehenden Schadstoffbelastungen hinaus zusätzlich mit psychosozialem Stress konfrontiert, z. B. Arbeitsplatzwechsel, Prüfungen, oder ungelöste familiäre oder partnerschaftliche Konflikte, die z. T. auch unbewusster Natur sein können. Diese können den Ausbruch bzw. die Aufrechterhaltung einer umweltbedingten Erkrankung bewirken. Hier gilt es mit dem/der Patienten/-in gemeinsam die psychischen Stressoren zu eruieren und Wege zu deren Vermeidung zu erarbeiten. Zudem kann eine lang andauernde allergische Erkrankung zu Veränderungen von Lebensgewohnheiten, wie z. B. frühzeitige Invalidität, Ernährungsumstellung und Kontaktverlusten führen, was bei den Betroffenen verschiedene Ängste (z. B. Versagens-und Leistungsängste) bewirken kann.

## Analyse von Umwelt-Ängsten

Die Erkrankung kann eine Einschränkung der Leistungsfähigkeit zur Folge haben, was schließlich in der Frage gipfelt: „Was bin ich überhaupt noch wert?", woraus sich auch suizidale Gedanken ergeben können. Auch die Rolle der Erkrankten innerhalb der Familie verschiebt sich möglicherweise in Richtung Pfleger-/Kranken-Konstellation, was zunehmend zum Verlust der Selbständigkeit und Unabhängigkeit führen kann, bzw. eine Ablösung von der Familie erschwert oder verhindert. Die Angstsymptomatik kann zusätzlich durch klassische Konditionierungsprozesse verstärkt werden. Hierdurch kann die Anzahl der allergieauslösenden Substanzen ausgeweitet werden, und der/die Patient/-in begegnet folglich immer mehr Substanzen ängstlich. So kann ein(e) Patient/-in mit einer asthmaauslösenden Rosenallergie Asthma bekommen, wenn er/sie nur eine Papierrose sieht oder sich eine Rose vorstellt. Menschen, die in einer bestimmten Situation eine allergische Reaktion bekommen, haben eine erhöhte Bereitschaft, in einer ähnlichen Situation wieder die gleichen oder ähnliche Symptome zu zeigen. Aber auch operante Konditionierungsprozesse können hier eine wesentliche Rolle spielen, z.B. kann die Erfahrung, dass Zuwendung sicher ist, wenn die Symptome auftreten, zur Stabilisierung der Erkrankung führen. Ein wesentlicher Teil der psychodiagnostischen Arbeit besteht folglich im gezielten Erkennen einer möglicherweise bestehenden Angstsymptomatik. An erster Stelle steht dabei das Erkennen der angstauslösenden Faktoren. Da deren Wurzeln weit zurückliegen können, ist es notwendig, die Entwicklungsgeschichte des/der Patienten/-in in der Anamnese genau zu erheben, um so möglicherweise frühere Konflikte, die die heutigen Symptome mitbestimmen können, zu eruieren.

## Diagnostisches umweltmedizinisch orientiertes Spektrum

Eine umweltmedizinisch orientierte Praxis sollte eng mit anderen Fachabteilungen, Gesundheitsämtern, Umweltbehörden, -laboratorien und -Instituten zusammenarbeiten, um das notwendige breite Spektrum an Untersuchungen anbieten zu können. Falls sich bei der umweltmedizinischen Beratung der begründete Verdacht ergibt, dass eine umweltbedingte Erkrankung vorliegt, wird den Patient(inn)en angeboten, die zur exakten Abklärung notwendigen Untersuchungen und die entsprechende Behandlung ambulant durchführen zu lassen.

## Allgemeine Schadstoff-Untersuchungen

Es hat sich in der Praxis des Autors gezeigt, dass eine Zusammenarbeit mit einem oder mehreren Baubiolog(inn)en, der/die vor Ort Schadstoffmessungen durchführt/durchführen, sehr sinnvoll sein kann. Sinnvoll können je nach Fragestellung Untersuchungen von Staub, Wasser, Boden, Luft, Lebensmitteln und diversen verdächtigen Materialien wie Teppichböden, Wandverkleidungen, Tapeten, Lacke, Farben, Kunststoffe etc. sein. Bei der Entnahme der Proben geht man folgendermaßen vor:

Staub: Eine Woche gesonderten Staubsaugerbeutel für den zu prüfenden Raum benutzen. Diesen Raum nicht lüften. Nicht die Stellen saugen, wo die Schadstoffquelle vermutet wird; das würde die Ergebnisse verzerren. Staubsaugerbeutel samt Inhalt einschicken.

Wasser: Vor Entnahme der Probe das Wasser zwei Minuten lang mit vollem Strahl laufen lassen. Danach in ein sauberes Glasgefäß (etwa ein 200 ml großes Medizinalglas) füllen.

Boden: Mit einer Schaufel werden Proben bis in eine Tiefe von maximal 20 cm entnommen. Man zieht an verschiedenen Stellen der verdächtigen Bodenfläche mindestens drei Proben (zusammen ca. 300 g), vermischt sie miteinander und schickt sie in einer Plastiktüte ein.

Luft: PCP, Lindan, Formaldehyd und andere Luftverunreinigungen müssen vor Ort mit Spezialgeräten gemessen werden.

Andere Materialien: Ein etwa 10 x 10 cm großes Stück des verdächtigen Materials wird in Alufolie gewickelt und eingeschickt (außer bei Aluminiumbestimmungen). Nicht in Zeitungspapier oder Plastiktüten, weil das die Werte verfälschen kann.

Lebensmittel: Feste Proben dicht abschließend mit Alufolie umwickeln; Flüssigkeiten in ein Medizinalglas abfüllen. Labors, die solche Analysen durchführen, findet man beispielsweise im Alternativen Branchenbuch.

## Spezielle Umweltmedizinische Tests

Folgende Laboruntersuchungen werden in der Praxis des Autors gegebenenfalls zusätzlich durchgeführt, um den Immunstatus zu ermitteln:

- Anzahl der T-Zellen
- Immunglobuline
- Gesamtkomplement
- Immunkomplexe
- Mediatoren

Die Spermidin-Messung im Vollblut ist ein zuverlässiger Test, um Abbau- und Aufbauprozesse im Organismus festzustellen. Wenn beispielsweise Zellen oder Proteine im Körper zunehmen, steigt der Spermidinwert im Blut über den normalen Ruhewert von 0,9 mcg/ml an. Ein ansteigender Spermidinwert kann normal sein, beispielsweise in der Schwangerschaft, im Laufe von Regenerierungsprozessen der roten Blutkörperchen oder von Reparaturprozessen von Muskelzellen nach starker sportlicher

Anstrengung. Bei Schadstoff-Belastungen, schleichenden Vergiftungen, chronischen Darm-Erkrankungen (z. B. Colitis ulcerosa), wachsenden (gutartigen oder bösartigen) Tumoren etc. kann ein hoher Spermidinwert messbar sein. Das bedeutet, dass der erhöhte Spermidinwert das erste Anzeichen eines Krebsgeschehens im Körper sein kann. Bei vielen Krebspatient(inn)en kann beobachtet werden, dass hohe Spermidinwerte nach hochdosierten Immuninfusionen auf einen normalen Wert zurückgingen.

## Haar-Analysen

Mit Haar-Mineralstoff-Analysen kann man feststellen, ob ein Zuviel an toxischen Elementen oder erhöhte bzw. erniedrigte Mineralienverhältnisse im Organismus vorliegen. Die Haar-Mineralstoff-Analyse kann eine wichtige Methode zur Bestimmung toxischer wie auch lebenswichtiger Mineralien und Spurenelemente sein. Oft bestätigen Gewebeuntersuchungen, dass die Haare den Gehalt an Mineralien und Spurenelementen der Körperorgane widerspiegeln können.

## Blutanalyse auf Insektizide und Herbizide

Immer häufiger werden Schädigungen des Körpers – insbesondere des Immunsystems – durch Insektizide und Herbizide verursacht. Diese gelangen über die Nahrungskette oder direkt durch Einatmen in unseren Organismus. Dramatisch sind die neurologischen und psychiatrischen Störungen, die daraus resultieren. Ob nun die genannten Gifte als mögliche Krankheitsursache in Betracht kommen, lässt sich näher durch eine Blutanalyse abklären.

## Neopterin

Ein neuer Immun- und Tumormaker ist das sogenannte Neopterin. Seine Bestimmung erfasst all jene Erkrankungen, bei deren Abwehr oder Entstehung zelluläre Immunmechanismen eine Rolle spielen: Virusinfekte, intrazelluläre/parasitäre Erkrankungen, Autoimmun-Erkrankungen, Allergien vom sogenannten Typ IV, Sprue und bösartige Erkrankungen. Je nach Immunstatus wird Neopterin in mehr oder weniger hoher Konzentration über die Niere ausgeschieden.

## Umweltmedizinische Testmethoden

Die umweltmedizinische Diagnostik stützt sich unter anderem auf folgende Testmethoden:

- Antigenexposition und Challenge Test: Meiden von Nahrungsmitteln und Chemikalien mit anschließendem Test
- Serial Dilution Titration-Test: Bestimmung mit fortlaufend konzentrierter werdenden Lösungen
- PN-Test (Provokations-Neutralisationstest): Injektionen in die Haut oder sublinguale Tropfen verdünnter Allergene
- Zytotoxische Blutuntersuchungen (in vitro).

## Umweltmedizinische Injektionstests

Für ein besseres Verständnis werden im folgenden einige Definitionen bezüglich der Testverfahren gegeben.

- Screening Lösung: die Menge bzw. Konzentration einer Testlösung, mit der eine Testreihe beginnt
- Alle Testlösungen sollten etwa in einem Zehn-Minuten-Intervall verabreicht werden.
- Serial Dilution Titration (SDT): intradermale Injektionen von Testlösungen mit fortlaufend konzentrierter werdenden Lösungen
- Getestet werden natürliche Inhalationsstoffe wie Pollen, Staub, Schimmelpilze.
- Bei der Bewertung sind das Wachstum der Quaddeln und die Symptome des/der Patienten/-in zu berücksichtigen.
- Provokations-und Neutralisationstest: Auch hier werden intradermale Quaddeln gesetzt.
- Wenn ein(e) Patient/-in auf ein Nahrungsmittel oder eine chemische Substanz sensitiv reagiert, wächst die gesetzte Quaddel innerhalb eines Zeitraumes von zehn Minuten um mindestens 2 mm. Ferner werden auch die Symptome des/der Patienten/-in berücksichtigt.
- Sublingualer Test: Provokations-und Neutralisationstest, bei dem eine bestimmte Menge einer Testlösung (z. B. Nahrungsfarbstoffe, Hormone oder sonstige Chemikalien) direkt unter die Zunge getropft wird. Hierbei können nur die Veränderungen der Symptome beurteilt werden.

## Challenge-Test

Unter Challenge-Tests versteht man das gezielte Meiden von Nahrungsmitteln und Chemikalien mit anschließender Antigenexposition. Der/Die Patient/-in meidet das vermutlich allergene Nahrungsmittel vier bis fünf Tage lang. Danach nimmt er/sie das betreffende Nahrungsmittel (und nur dieses!) in reiner Form zu sich. Treten ein bis zwei Stunden, nachdem das verdächtige Nahrungsmittel gegessen worden ist, heftige Symptome auf, so ist der Patient dagegen überempfindlich. Die Reaktion kann auch bis zu 24 Stunden später einsetzen. Die Menge der aufgenommenen Nahrung, die Resorptionsrate wie auch die chemischen Eigenschaften der getesteten Substanzen beeinflussen das Auftreten und die Art der Symptome. Mahlzeiten mit hohem Fettgehalt werden langsamer im Darm resorbiert und führen zu einem verzögerten Einsetzen von Symptomen.

## Eliminierungsdiät

Bei der Diagnose von Überempfindlichkeitsreaktion kann man für einige Wochen ein bestimmtes Nahrungsmittel oder eine bestimmte Nahrungsfamilie aus dem Ernährungsplan des/der Patienten/-in eliminieren und beobachten, ob sich die Symptome bessern. Bei Patient(inn)en, die sich die finanziell aufwendigen Injektionstests nicht leisten können oder deren Symptome nicht besonders akut sind, können mit der Eliminierungsdiät gute Erfolge erzielt werden.

## Die „Neutralisierende Dosis" (ND)

Der/Die umweltmedizinisch arbeitende Arzt/Ärztin begnügt sich nicht damit, herauszufinden, welche Substanzen eine positive Testreaktion erzeugen und somit als allergen einzustufen sind. Im Laufe der Testreihe soll eine Verdünnung des allergieauslösenden Stoffes gefunden werden, die die Symptome zum Abklingen bringen. Eine solche Lösung, die neutralisierende Dosis (ND), muss in jedem Falle individuell ermittelt werden.

## Intradermale Provokations- und Neutralisationstests

Der Provokations-Neutralisationstest (PN-Test) ist heute eine sehr umstrittene Methode, die zu Diagnosen bei Überempfindlichkeiten eingesetzt wird. Es ist zunächst das Ziel der Methode, Substanzen zu identifizieren, die beim/bei der Patienten/-in Symptome auslösen. Zweitens soll die Verdünnung herausgefunden werden, die die Symptome zum Abklingen bringt (Neutralisationsdosis oder Therapiedosis).

# Anmerkungen zur umweltmedizinischen Allergiediagnostik

## Die richtige Jahreszeit

Wie schon erwähnt, treten Allergien auf Inhalate nur zu bestimmten Jahreszeiten auf, vor allem die Pollenallergien. Baumpollen befinden sich besonders im Frühjahr in der Luft, Gräserpollen von Spätfrühling bis Sommer, Kräuterpollen von Spätsommer bis Anfang Herbst. Allergien auf Insektenstiche fallen in der Regel mit dem Lebenszyklus der Tiere zusammen, Allergien auf Insektenteile können aber manchmal das ganze Jahr über andauern, wie im Falle der winzigen Hausstaubmilben, deren abgestorbene Reste immer wieder mit dem Staub aufgenommen werden. Schimmelpilze sind während des Sommers und während Perioden der Trockenheit weniger aktiv als in der feuchtkalten Jahreszeit. Andererseits kann gerade an trockenen Tagen die Luft stark mit ihnen belastet sein. Alle diese Stoffe werden mit der Luft aufgenommen („inhaliert"), deshalb bezeichnet man sie als Inhalate. Bei Schleimhautsymptomen wie Schnupfen, Asthma und Bindehautentzündungen ist immer zuerst an eine Allergie auf Inhalate zu denken. Allerdings können Inhalate auch gelegentlich Hautreizungen hervorrufen.

## Allergische Reaktionen auf Inhalate

Die meisten saisonbedingten Allergene können auch mit der Nahrung in den Körper gelangen und dann zu beliebigem Zeitpunkt während des Jahres wirken. Bei Hausstaubempfindlichkeit sind oft die Milben das eigentliche Allergen. Unter den tierischen Allergenen verursachen Katzen- und Pferdehaare und -schuppen besonders häufig allergische Reaktionen. Sie können auch ohne direkten Kontakt starke Reaktionen auslösen. Oft sind die Betroffenen auf anderem Wege, etwa durch mit dem Speichel oder Urin der Tiere verunreinigten Staub, dem Allergen begegnet. Auf solche Allergene reagiert häufig die Haut. Hauptsymptome sind Hautausschläge oder Nesselsucht. Bei Kindern werden häufig Symptome wie atopische Neurodermitis, Asthma, Schnupfen, zerebrale Probleme wie Hyperaktivität, Verhaltensstörungen, Angstzustände und Depressionen beobachtet.

## Schimmelpilze

Besonders verdächtige Quellen für Schimmelpilze in der alltäglichen Umgebung sind: verdorbene Speisen, verschmutzte Polstermöbel, Mülleimer, feuchte Kellerräume, Badezimmer, Waschbecken, Spülen und Luftbefeuchter. Schimmelpilze finden sich auch häufig im Hausstaub oder hinter Tapeten. Es folgt eine Liste der verschiedenen Schimmelpilzarten und ihrer bevorzugten Lebensräume:

- Alternaria: Pflanzenblätter, feuchte Wände. Im Freien besonders an heißen trockenen Tagen in der Luft zu finden
- Aspergillus: verfaulte Nahrungsmittel, organischer Abfall, Innenräume, feuchte Keller, Bettzeug
- Aureobasidum: Blätter, Papier, Erde, Holz
- Basidiomyzeten: in der Landwirtschaft verbreitet, können bei der Weizenverarbeitung Probleme machen
- Fusarium: Erde, Komposthaufen, besonders bei feuchter Witterung
- Helminthsporium: alle Pflanzen
- Hormodendrum: verfaulende Pflanzen, Komposthaufen
- Penicillium: Aspergillus

- Rhizopus: Erde, Blätter, besonders in trockenen Gegenden, aber auch in feuchten Innenräumen
- Rhizopus nigricans: Brot

## Jahreszeitunabhängige Inhalate

Hierzu gehören vor allem Allergien auf Hausstaub, Federn und Haare, Schuppen, Speichel, Urin oder Kot von Haustieren. Die typischen Symptome sind Schnupfen, Bindehautentzündung, Asthma. Gelegentlich kommt es zu Nesselausschlag und auch zu anaphylaktischen Schocks.

## Nahrungsmittel-Tests

Auf folgende Nahrungsmittel sollte getestet werden:

- Ei, Milch, Weizen, Soja, Geflügel, Fisch, Nüsse, Schalentiere, Muscheln, Erdnüsse

Auf folgende weitere Nahrungsmittel kann zusätzlich getestet werden:

- Beeren, Tomaten, Gewürze, Orangen, Zitronen, Schokolade

**Kopfschmerz-Diagnostik**
Falls Kopfschmerz ein Leitsymptom ist, z. B. bei Migräne, zerebralen und neurologischen Störungen, Depressionen, Angst- und Erschöpfungszuständen, sollte auf Folgendes getestet werden:

- Schokolade, Ei, Milch, Weintrauben, Käse, Weizen, Tomate, Hefe, Kaffee, Nüsse, Bohnen, Erbsen, Zwiebeln, Soja, Schweinefleisch, Hafer, Rote Beete. Diverse Inhalate: Schimmelpilze, Hausstaub, Hausstaubmilben, Katzen- und Hundehaare, Chemikalien etc.

## Neurodermitis-Diagnostik

Hat man das Hauptsymptom „Neurodermitis", sollte man auf folgende Allergene testen:

- Milch, Ei, Weizen, Fisch, Kartoffeln. Alle Schimmelpilze, Hausstaub und Hausstaubmilben, Tierhaare und -schuppen etc.

## Diagnostik „Akute Nesselsucht"

Die wahrscheinlichsten Auslöser von Allergien, deren Hauptsymptome akute Nesselsucht ist, sind:

- Fisch, Schalentiere. Alle Nüsse, v. a. Erdnüsse. Ei, Hafer. Alle Schimmelpilze, Hausstaub, Hausstaubmilben etc.

## Diagnostik „Rheumatische Symptome"

Bei Allergien, die sich in rheumatischen Symptomen und Arthrose zeigen, sollte man folgende Allergene austesten:

- alle Schimmelpilze, Hausstaub, Hausstaubmilben. Geflügel, Schweine- und Rindfleisch. Zucker, Milch, Kartoffeln, Tomaten, Paprikaschoten, Auberginen, Weizen etc.

## Diagnostik „Hals-Nasen-Ohren-Allergien"

Die wahrscheinlichsten Auslöser von Allergien, die sich in Hals-Nasen-Ohren-Beschwerden zeigen, sind:

- alle Schimmelpilze, Hausstaub, Hausstaubmilben. Milchprodukte, Weizen, Zitrusfrüchte, Paraaminobenzoesäure (ein PHB-Ester), Autoabgase, Alkohol, Tabak

## Diagnostik „Asthma und Bronchitis"

Die wahrscheinlichsten Auslöser von Allergien, die sich als Asthma oder Bronchitis äußern, sind:

- alle Schimmelpilze, Hausstaub, Hausstaubmilben. Inhalata (Wolle, Tierhaare, Federn, Bestandteile von Schaf und Kaninchen). Alle Pollen je nach Saison, Weizen, Mais, Milch, Rind-, Schweinefleisch, Kartoffel, Orange, Kaffee, Tomate, Hefe, Schokolade, Tabakrauch, Äthanol, diverse Abgase etc.

## Allergene mit Sofortreaktionen

Die wahrscheinlichsten Auslöser von Allergien mit schwersten Sofortreaktionen sind:

- Ei, Milch, Weizen, Erdnuss, Soja, Huhn, Fisch, Nüsse, Schalentiere, Schokolade, Cola, Tomate, Gewürze, Beeren, Orangen etc.

## Allergene Lebensmittelzusatzstoffe

Allergiker(innen) sollten auf jeden Fall versuchen, allergene Lebensmittelzusatzstoffe zu meiden.

### Farbstoffe

Im Zweifelsfall muss man zunächst die häufigsten Farbstoffe austesten:

- E 100 (Kurkumin), E 102 (Tartrazin), E 104 (Chinolingelb), E 110 (Gelborange S), E 120 (Echtes Karmin, Karminsäure, Chochenille), E 122 (Azorubin), E 123 (Amaranth), E 124 (Cochenillerot A, Ponceau 4 R), E 127 (Erythrosin), E 131 (Patentblau V), E 132 (Indigotin I, Indogo-Karmin), E 142 (Brillantsäuregrün), E 150 (Zuckerkulör), E 151 (Brillantschwarz BN), E 153 (Kohlenschwarz), E 160 b (Bixin), E 173 (Aluminium, nur für die Oberfläche von Lebensmitteln zugelassen), E 174 (Silber), E 175 (Gold).

### Konservierungsmittel

Als nächstes sollte man dann die folgenden Konservierungsmittel austesten:

- E 200 (Sorbinsäure), E 201 (Natriumsorbat), E 202 (Kaliumsorbat), E 203 (Calziumsorbat), E 210 (Benzoesäure), E 211 (Natriumbenzoat), E 212 (Kaliumbenzoat), E 213 (Calciumbenzoat), E 214 (p-Hydroxibenzoesäureester), E 215 (Natriumsalz von 214), E 216 (p-Hydroxibenzoesäure-n-propylester), E 217 (Natriumsalz von 216),

E 218 (p-Hydroxibenzoesäuremethylester), E 219 (Natriumsalz von 218), E 220 (Schwefeldioxid), E 221 (Natriumsulfid), E 222 (Natriumhydrogensulfit, Natriumbisulfit), E 223 Natriumdisulfit (Natriumpyrosulfit oder Natriummetabisulfit), E 224(Kaliumdisulfit, Kaliumpyrosulfit oder Kaliummetabisulfit), E 226 (Calciumsulfit), E 227 (Calciumhydrogensulfit , Calciumbisulfit), E 230 (Biphenyl, Diphenyl), E 231 (Orthophenylphenol), E 232 (Natriumorthophenylphenolat), E 233 (Thiabendazol), E 236 (Ameisensäure), E 237 (Natriumformiat, Natriumsalz von 236), E 238 (Calciumformiat, Calciumsalz von 236), E 249 (Kaliumnitrit), E 250 (Natriumnitrit), E 251 (Kaliumnitrat, Chilesalpeter), E 252 (Kaliumnitrat), E 280 (Propionsäure), E 281 (Natriumpropionat), E 282 (Calciumpropionat), E 283 (Kaliumpropionat).

Antioxidantien

Auch die folgenden Antioxidantien sollte man gegebenenfalls austesten:

- E 310 (Propylgallat), E 311 (Octylgallat), E 312 (Dodecylgallat), E 320 (Butylhydroxianisol, BHA), E 321 (Butylhydroxitoluol, BHT), E 325 (Natriumlactat), E 326 (Kaliumlactat), E 327 (Calciumlactat).

### Verdickungs-, Geliermittel und Stabilisatoren

Darüber hinaus kann man die folgenden Verdickungs-, Geliermittel und Stabilisatoren austesten:

- E 402 (Kaliumalginat), E 403 (Ammoniumalginat), E 404 (Calciumalginat), E 405 (Prophylenglykolalginat), E 420 (Sorbit), E 477 (Prohylenglykolester von Fettsäuren).

**Austestung in der Umweltmedizinischen Praxis**

Im Folgenden soll an einigen unvollständigen Beispielen gezeigt werden, wie man in der Umweltmedizinischen Praxis vorgeht:

## Nahrungsmitteltest

**Grundtest:**

Alle Patient(inn)en werden zunächst auf folgende Nahrungsmittel getestet:

- Weizen, Milch, Ei, Rüben- und Rohrzucker, Backhefe, Bierhefe, Hafer, Buchweizen, Backferment.

- Im Anschluss an diese Testreihen folgt zur weiteren Fokussierung ein Gespräch mit dem Ernährungswissenschaftler oder dem Diätassistenten.

**Sekundärtest:**

Wenn seitens der Ernährungsfachleute keine anderen oder zusätzlichen Anweisungen gegeben werden, sind folgende Nahrungs- bzw. Genussmittel zu testen:

- Schweinefleisch, Rindfleisch, Kartoffeln, Huhn, Soja, Zwiebel, Erdnüsse, Tomaten, Kaffee, Tee, Schokolade, Mais

**Anschlusstest:**

- Alle Nahrungsmittel, die mehr als zweimal in der Woche gegessen worden sind, werden in der dritten Kategorie getestet.
- Jetzt werden auch Nahrungsmittel getestet, die der/die Patient/-in oder die Ernährungsfachleute vorschlagen.

**Allergenextrakte**

Die Allergenextrakte sollten immer unkonserviert sein. Die auf dem Markt erhältlichen Allergenextrakte enthalten als Konservierungsmittel häufig Phenol oder Glyzerin (immuntoxische Wirkung). Da aber zahlreiche Patient(inn)en gegen diese Inhaltsstoffe allergisch sind (80 bis 90 %), ist es erforderlich, dass sie vor dem Test mit konservierten Testlösungen neutralisierende Lösungen von Phenol und Glyzerin erhalten.

- Wenn möglich, sollten diese Inhaltsstoffe nicht verwendet werden.
- Frisch hergestellte Nahrungsmittelextrakte sollten sofort tiefgefroren werden.
- Die fertigen Testlösungen, also Verdünnungen dieser Extrakte, werden nur sechs Wochen lang benutzt und danach verworfen.

Während der PN-Tests kann der/die Patient/-in den Nahrungsplan beibehalten und hat weniger schwere Reaktionen als nach den vorher beschriebenen E-tests (challange test). Ferner besteht hier weniger die Möglichkeit von suggestiven Reaktionen. Der PN-Test ist eher für Einfach- und Doppelblindstudien zu experimentellen Zwecken anwendbar als challange tests.

## Diagnostik von Schwermetall-Belastungen (Auswahl):

### Kaugummitest

Will man bei erhöhter Quecksilber-Ausscheidung prüfen, ob die Amalgamfüllungen der Zähne Ursache für die Belastung sind, so sollte man den sogenannten „Kaugummitest" durchführen lassen.

- Man sammelt 5 ml Speichel spontan, kaut 10 Minuten ein zuckerfreies Kaugummi und sammelt während dieser Zeit erneut 5 ml Speichel.

Beide Proben werden auf Quecksilber und Kupfer, ggf. auch auf Silber und Zinn untersucht.

- Falls die entsprechenden Werte nach dem Kauen deutlich höher als vorher sind, ist es ratsam, die Amalgamfüllungen entfernen zu lassen.

### DMPS-Mobilisationstest

Der DMPS-Mobilisationstest dient dem Nachweis von Quecksilber und anderen toxischen Schwermetallen nach entsprechender Mobilisation im Urin. Wegen möglicher Nebenwirkungen sollte der Test nur von umweltmedizinisch versierten Ärzt(inn)en durchgeführt werden.

- Zunächst wird die Urinprobe I abgegeben: Urin I: 10 bis 20 ml Spontanurin vor Gabe von DMPS (Dimaval R).
- Dann wird DMPS langsam infundiert (Kurzinfusion). Der/Die Patient/-in soll dann ca. 150 ml Tee oder Mineralwasser trinken.
- 60 Minuten nach der DMPS-Infusion wird die Urinprobe II abgegeben und auf Schwermetalle untersucht.

Kontraindikation ist eine eingeschränkte Nierenfunktion. Nebenwirkungen: Es kann bei 1 % der Patient(inn)en zu flüchtigen Hautreaktionen kommen. Vegetativ sehr labile Patient(inn)en können einen Kollaps infolge Blutdruckabfall erleiden.

## Multitest-Merieux

Der Test dient zur Bestimmung des Status der zellvermittelten Immunität durch Messung der Reaktionen vom verzögerten Typ gegenüber 7 Antigenen.

- Die Anwendung des Teststempels erfolgt am Unterarm.
- Die Ablesung findet 48 Stunden später statt.
- Drei Gruppen von Patient(inn)en können dabei identifiziert werden:
- Anerge Patient(inn)en (keine Reaktion), hypoerge Patient(inn)en (geringe Reaktion) und Patient(inn)en mit normaler Immunantwort

Zusätzlich empfohlene Parameter sind: Leukozyten, Differential-Blutbild, Immunglobuline, insbesondere IgA, IgG und IgM, Lymphozystenpopulation, Mikrogenstimulation.

## Phenol-Belastungstest

Phenol ist ein bedeutender Umweltschadstoff, der relativ oft Allergien auslösen kann. In der umweltmedizinischen Praxis kann der Phenol-Belastungstest relativ einfach durchgeführt werden. Dieser Konservierungsstoff wird normalerweise als erstes getestet, da sehr viele Antigenlösungen mit sehr geringen Phenolmengen konserviert sind. Ist der/die Patient/-in dagegen allergisch, müssen für die weiteren Tests aufwendig zubereitete Antigenlösungen ohne Konservierungsstoffe benutzt werden.

## Formaldehyd-Belastungstest

Bei Verdacht auf Formaldehyd-Belastung empfiehlt sich eine genaue Abklärung des Formaldehyd-Methanol-Stoffwechsels durch den sogenannten Formaldehyd-Belastungstest. Zusätzliche Untersuchungen können und sollen individuell je nach Leitsymptomen durchgeführt werden.

## Paraffintest

Der Paraffintest ist eine gute Methode zur Diagnostik und insbesondere auch zur Therapie bei akuten und chronischen Vergiftungen mit fettlöslichen Giften. Chronische Vergiftungen sind im Blut oder Urin nicht direkt nachweisbar. Alle fettlöslichen Gifte, die im menschlichen Nerven- bzw. Fettgewebe gespeichert werden, werden beim Fasten von der Leber abgebaut, über die Galle in den Darm ausgeschieden und aus den tieferen Darmabschnitten wieder resorbiert (enterohepatischer Kreislauf). Paraffinöl und Kohle binden einen Großteil dieser Substanzen und führen zu ihrer Ausscheidung über den Stuhl. Die Bindung an Kohle ist so intensiv, dass bisher eine Abtrennung zu Nachweiszwecken noch nicht möglich war, zu Nachweiszwecken muss daher Paraffinöl eingesetzt werden.

5

# Therapie umweltbedingter Krankheiten im Sinne Hildegards

Ein(e) umweltmedizinisch orientierte(r) Therapeut(in), der/die auch therapeutische Maßnahmen aus der Hildegard-Heilkunde in sein/ihr Heilkonzept miteinbezieht, strebt ein ganzheitliches Therapiekonzept an, zu dem neben einem breiten Spektrum schulmedizinischer Verfahren auch naturheilkundlichen Verfahren gehören.

## Ziel der Therapie

Ziel der umweltmedizinisch orientierten Ganzheitstherapie im Sinne von Hildegard sollte es sein, ein durch Umweltschadstoffe verschobenes Gleichgewicht zwischen Körper, Seele und Geist wiederherzustellen, so dass der/die Patient(in) mit ihr wirke,

> *„… weil der Mensch ohne die Natur weder leben noch bestehen kann…" (PL 755, B).*

Dabei handelt es sich zunächst um ein Gleichgewicht zwischen den vier Elementen. Nach Hildegard muss die verlorene Einheit und Ausgewogenheit zwischen den vier Elementen wiederhergestellt werden:

> *„… Im Menschen sind Feuer, Luft, Wasser und Erde, und aus ihnen besteht er. Vom Feuer hat er die Körperwärme, von der Luft den Atem, vom Wasser das Blut und von der Erde den Körper …" ( C.C. 49, 29 )*

> *„… Diese vier Grundstoffe sind so eng verknüpft und verbunden, dass keins vom ande-*

*ren getrennt werden kann. Daher halten sie so fest aneinander, dass man sie die Grundbausteine des gesamten Kosmos nennen kann ..." ( C.C. 2, 37 ff.)*

Der eigentliche therapeutische Schlüssel zur Gesundung und ganzheitlichen Heilung liegt dabei in den Händen des Schöpfers:

*„... In der gesamten Schöpfung sind geheime Heilkräfte verborgen, die kein Mensch wissen kann, wenn sie ihm nicht von Gott offenbart wurden ..." ( L.D.O. I, 4; PL 893 C )*

## Die vier Säulen der umweltmedizinischen Therapie nach Hildegard

Die umweltmedizinische Ganzheitstherapie nach Hildegard von Bingen steht auf vier Säulen, die nicht nur den Körper stärken und entlasten (Entgiftung, Ausleitung, Abwehrsteigerung), sondern insbesondere auch die Seele (das Gefühl) harmonisieren und den Geist (Verstand, Intellekt, Wissen) mit neuen Impulsen versehen. Basierend auf dem Grundsatz, dass die Seele der Therapie die Therapie der Seele ist, sind die zwei Säulen „Seele" und „Geist" sogar wichtiger als die zwei Säulen „Körperentgiftung und -abwehr". Hildegard:

*„... Die Seele des Menschen, die vom Himmel herab von Gott in den Menschen kommt, ihn belebt und ihn vernünftig macht, stirbt nicht, wenn sie den Menschen verlässt, sondern geht*

*den Belohnungen für das Leben oder den Qualen ewiger Verdammnis entgegen, um ewig weiterzuleben ..."*

Hilfe zur Selbsthilfe:
Ein ganz wichtiges Prinzip bei Hildegard ist die „Hilfe zur Selbsthilfe". Gesundheit ist eine große Gnade, ein Geschenk, aber jeder ist für seine Gesundheit selbst verantwortlich.

Gesundheit ...

- muss täglich neu errungen werden,
- ist kein Zustand, sondern ein Prozess,
- ist Einheit von Körper, Seele und Geist,
- ist Einklang und Einheit mit der Schöpfung.

Ziel der Therapie ist es, ein durch Umweltschadstoffe verschobenes Gleichgewicht zwischen Körper, Seele und Geist herzustellen. Dies geht nach Hildegard nur durch die Wiederherstellung einer Harmonie mit der Schöpfung und mit Gott.

*„... Diese Heilmittel sind von Gott gewiesen und werden den Menschen entweder gesund machen oder er muss sterben, oder Gott will nicht, dass er gesund wird ..." ( C. C. 165, 21 )*

Die vier Säulen der umweltmedizinischen Therapie nach Hildegard:

GOTT

KÖRPER
SEELE
GEIST

HILFE ZUR SELBSTHILFE

UMWELTMEDIZINISCHE
GANZHEITSTHERAPIE

SEELE
GEIST
KÖRPER

GEFÜHL WISSEN ENTGIFTUNG ABWEHR

Wer die Hildegard-Schriften nur überfliegt, meint, es gäbe kaum therapeutische Hinweise. Wenn man die umfangreichen Hildegard-Schriften genauer studiert, staunt man über die Fülle des therapeutischen Spektrums der Hildegard-Heilkunde: Somit ergibt sich nicht nur eine sehr interessante Ergänzung, sondern auch und vor allem eine Bereicherung des schulmedizinischen Therapie-Spektrums, zumal die Hildegard-Therapie die gesamte Umwelt einschließlich aller in ihr wirkenden Gesetze mit einbezieht.

- Hildegards Therapie setzt primär auf Prävention.
- Hildegard kommt es auf eine ganzheitliche Heilung von Seele, Geist und Körper an.

Wie bereits im Abschnitt „Diagnostik" erwähnt, liest man bei Hildegard immer wieder, dass die meisten Erkrankungen vermeidbar sind, wenn man in einer Einheit mit sich selbst, mit Schöpfung und Schöpfer ist. Dies sind ganz aktuelle ökologische Aspekte, zumal man heute weiß, dass die meisten Erkrankungen durch äußere, umweltbedingte Faktoren hervorgerufen werden. Wichtig für den guten Therapieerfolg ist ein möglichst früher Zeitpunkt der Diagnosestellung, also solange der Mensch noch gesund ist und sich nur erste Frühsymptome zeigen. Analysiert man Hildegards therapeutisches Werk, so steht die Therapie (wie auch die Diagnostik) auf vier Säulen, die nicht nur den körperlichen Zustand behandeln, sondern auch und insbesondere jenen der Seele (des Gefühls) und des Geistes (Verstand, Intellekt, Wissen). In den Büchern „Causae et Curae, „Scivias" und „Ordo virtutum", vor allem aber auch im fünften Buch der „Physica", gibt Hildegard einige sehr wertvolle Therapiehinweise. Im Gegensatz zur modernen Schulmedizin ist bei Hildegard das Haupt-Ziel die Gesundung der Seele und die Einheit mit Gott.

Therapeutischer Ausgleich

- der Tugenden und Laster
- des Zustandes der vier Elemente
- des Zustandes der vier Säfte
- des Zustandes der vier Temperamente
- der Konstitution
- in Abhängigkeit von den Mondphasen

Sowohl aus den Schriften „Scivias" als auch aus „Ordo virtutum", „Physica" und „Causae et Curae" geht deutlich hervor, dass man bei Hildegard zunächst immer den seelischen Zustand verbessern und ordnen muss.

Es gibt drei Arten von Seele:

- Die psychische Seele: Sitz im Gehirn
- Die animalische Seele: Sitz im Herzen
- Die vegetative Seele: Sitz in der Leber

Daneben muss der Zustand der vier Säfte untersucht werden: Blut, Schleim, Gelbe und Schwarze Galle. Vor allem im „Liber vitae meritorum" werden Methoden dargelegt, wie man den Zustand der Seele ordnen kann:

Wiederherstellung des Gleichgewichts der Kräfte:

- Stärkung der 35 Tugenden
- Bekämpfung der 35 Laster

Wir können bei Hildegard nicht nur lesen, dass die menschlichen Gedanken im Herzen entstehen. Sie schreibt auch, dass vor allem die Seele des Menschen im Herzen ist, und von dort aus regelt sie die menschlichen Gedanken. Diese Seele gehört eben zur Vollständigkeit des Menschen.

Hildegard unterscheidet sich grundlegend von Hippokrates und Galen:

- Hippokrates meint, dass die Seele aus drei Unterstufen besteht: eine vernünftige im Gehirn, eine mutartige (Gemüt) in der Brust und eine Begierden-Seele im Unterleib.
- Galen sieht die Seele als Erhalterin des Lebens, welche die körperlichen Funktionen mit ihren zweckmäßig wirkenden Kräften regelt.
- Hildegard sieht viel mehr in der Seele.

Es geht weit über die schlichte religiöse Vorstellung hinaus, wenn sie sagt:

*„… Die Seele des Menschen, die von Gott in den Menschen vom Himmel herabkommt, ihn belebt und ihm seinen Verstand gibt, stirbt nicht, wenn sie den Menschen verlässt, sondern sie wandert ewig lebend … entweder zum Lohne für ihr Leben oder zu den Qualen des Todes …" (O.T., 21, 9).*

Wie wir gesehen haben, ist Hildegard vor allem Seelenärztin. In ihrem Lehrbuch der Psychotherapie „Liber vitae meritorum" zeigt sie, dass Krankheiten seelische Ursachen haben:

- Zorn zerrüttet die Nerven.
- Besitzgier macht Weltschmerz.
- Unglaube führt zu Verzweiflung und Depressionen.

Somit ist der Therapieansatz nach Hildegard ganz modern: Neueste psychoonkologische Untersuchungen von Simonton et al. aus den USA zeigen, dass die Harmonisierung der Seele die wichtigste therapeutische Maßnahme bei der Bekämpfung maligner Erkrankungen ist. Simonton konnte nachweisen, dass durch eine seelische Stabilisierung auch leichter eine Steigerung der Abwehr und Verbesserung von Ausscheidungs- und Entgiftungsfunktionen zu erreichen ist. Diesen Effekt kann man sich auch in der ganzheitlichen Therapie umweltbedingter Erkrankungen zunutze machen. Die seelische Stabilisierung ist unerlässlich für die Therapie umweltbedingter Erkrankungen.

## Das Gebet als Basis der Hildegard-Therapie

Das regelmäßige persönliche Gebet und die regelmäßige Heilige Messe einschließlich Eucharistie und Segen sind genauso wie die regelmäßige Gewissenserforschung mit Reue, Buße und Vergebung durch den Schöpfer die wesentlichen Grundlagen der Hildegard-Therapie.

Das Gebet

- persönliches Gebet, regelmäßig
- gemeinsames Gebet: Heilige Messe, Eucharistie, Segen
- Beichte, Schuld-Bekenntnis, Vergebung

Schwerpunkte nach Hildegard, um seelische Dimensionen zu stabilisieren:

- Sich bewusst Zeit nehmen: zum Nachdenken, fürs Gebet,
- zum Meditieren,
- für Freunde und gute Bekannte,
- für Begegnungen mit Tiefgang.
- Positiv denken: sich täglich freuen, täglich dem Schöpfer danken. Sich die Seele „reinhalten",
- Destruktives und Negatives bewusst meiden, Medien kritisch konsumieren.
- Sich trotz vieler Enttäuschungen den Glauben an das Gute bewahren.
- Ordnung in die eigenen Gedanken bringen, Affekte zähmen.
- Sich die eigenen Gefühle bewusst machen.
- Den Schlaf durch Wachsamkeit am Tag pflegen.
- Maßvoll und bewusst leben: Verzichten, Luxus einschränken, dennoch das Leben genießen.
- Sich freuen an den schönen Dingen des Lebens: an der Natur, an der Harmonie der Schöpfung.
- Den Lebensrhythmus ordnen, ohne sich total zu verplanen.
- Raum lassen für Spontanität.
- Sich gesund ernähren und für eine geregelte Funktion der Ausscheidungs- und Entgiftungsorgane sorgen.

## Entgiftung und Ausleitung

In der Praxis des Autors lernen die Patient(inn)en, wie sie ihren Körper entgiften können. Dazu gehört nach Hildegard zunächst die „seelische Entgiftung": Man muss sich von giftigen Wesens- und Charakterzügen befreien. Dazu gehört vor allem, dass man sich die Seele „reinhält": Dass man destruktive und negative Gedanken bewusst meidet und sich die Zeit zu schade werden lässt für destruktive und negative Menschen und Angelegenheiten. Dazu gehört vor allem, dass man nicht die Medien und vor allem das Fernsehen unkritisch konsumiert. Ein Hauptziel der Entgiftung ist, dass man wieder Ordnung in die Elemente und in die Säfte bringt. Hildegard beschreibt dies so:

> *„… Wenn die Elemente im Menschen geordnet wirken, erhalten sie ihn ebenso und machen ihn gesund. Wenn sie aber in ihm nicht harmonieren, machen sie ihn krank und bringen ihn um. Wenn die Verbindungen der Säfte, die von der Wärme, der Feuchtigkeit, vom Blut und vom Fleisch stammen und im Menschen vorhanden sind, in Ruhe und in der richtigen Mischung in ihm wirken, bringen sie Gesundheit mit sich. Wenn sie ihn aber gleichzeitig und ungeordnet treffen und im Übermaß über ihn herfallen, machen sie ihn schwach und bringen ihn um …"*

# Ernährung nach Hildegard

## Grundsätze der Hildegard-Ernährung

- Es gibt kalte und warme Speisen.
- Es gibt trockene und feuchte Speisen.
- Es gibt Energie zuführende („fette, kräftige") Speisen und Energie entziehende („nicht kräftigende", „nutzlose") Speisen.
- Es gibt auch alle Zwischenformen, z. B. temperaturneutral (= warm und kalt), feuchtigkeitsneutral (gemäßigt feucht und trocken), energieneutral (weder fett noch mager).
- Es gibt Speisen, die für alle gut und nützlich sind.
- Es gibt Speisen, die für Gesunde gut und nützlich sind, nicht aber für Kranke.
- Es gibt Speisen, die nicht nützlich sind, dem Gesunden nicht schaden, aber dem Kranken.
- Es gibt Speisen, die Gesunden und Kranken schaden.

(Vgl. auch die Prinzipien auf S. 28–37)

## Küchengifte

Es gibt sogenannte Küchengifte, also Nahrungsmittel, die einem nicht gut tun. Diese sollte man nach Hildegard meiden. Küchengifte werden nach den vorgenannten Eigenschaften klassifiziert, wobei man absolute Küchengifte möglichst gar nicht essen sollte, und relative Küchengifte nur ab und zu und dann mäßig.

- Warme und v. a. heiße Speisen sind relative Küchengifte für Gesunde mit zu viel Hitze und absolute Küchengifte für Kranke mit zu viel Hitze.
- Kalte Speisen sind relative Küchengifte für Gesunde mit zu viel Kälte und absolute Küchengifte für Kranke mit zu viel Kälte.
- Trockene Speisen sind relative Küchengifte für Gesunde mit zu viel Trockenheit bzw. absolute Küchengifte für Kranke mit zu viel Trockenheit (= zu wenig Feuchtigkeit).
- Feuchte Speisen sind relative Küchengifte für Gesunde mit zu viel Feuchtigkeit und absolute Küchengifte für Kranke mit zu viel Feuchtigkeit.
- Energie zuführende Speisen sind relative Küchengifte für Gesunde mit zu viel Energie bzw. absolute Küchengifte für Kranke mit zu viel Energie (= Fülle).
- Energie entziehende Speisen sind relative Küchengifte für Gesunde mit zu wenig Energie und absolute Küchengifte für Kranke mit zu wenig Energie (= Leere).

(Vgl. auch die Prinzipien auf S. 28–37)

## Die Ernährung dem Zustand anpassen

Bei den meisten Menschen, gesund oder krank, ergibt eine Analyse meist ein Überwiegen von Kälte oder Wärme, Feuchtigkeit oder Trockenheit, Fülle oder Leere, d. h. es liegt eine Mischform vor. Sie brauchen daher eine ausgewogene, an den jeweiligen Zustand angepasste Ernährung. Diese sollte dann überwiegend warm oder kalt, trocken oder feucht, Energie vermindernd oder Energie zuführend sein. Hier ist eine kleine Auswahl verschiedener Nahrungsmittel, um die jeweiligen Eigenschaften aufzuzeigen:

## Getreide

- Weizen: warm, vollkommen. Ideal für Menschen mit Kälte. Relatives Küchengift für Menschen mit Hitze.
- Roggen: warm, kälter als Weizen.
- Hafer: warm und scharf. Ideal für Menschen mit Kälte und Leere. Küchengift für Menschen mit Hitze.
- Dinkel: warm, fett, kräftig. Ideal für Menschen mit Kälte, Schwäche, Leere. Küchengift für Menschen mit Fülle und Hitze.
- Leinsamen: warm. Ideal für Menschen mit Kälte.
- Gerste: sehr kalt. Hat wenig Kräfte. Ideal für Menschen mit Fülle und Hitze. Küchengift für Menschen mit Kälte und Leere.

## Gemüse und Hülsenfrüchte

- Bohnen, Sellerie, Rettich, Kichererbsen: warm.
- Fenchel: warm und feucht. Ideal für Menschen mit Kälte und Trockenheit, bedingt für Menschen mit Wärme und Trockenheit. Küchengift für Menschen mit Hitze und Feuchtigkeit.
- Lauch: warm, unnütz. Allgemeines Küchengift. Nicht geeignet für Kranke und nur bedingt geeignet für Gesunde (z. B. gebeizt).

- Gurken: kalt und feucht. Gut für Menschen mit Hitze und Trockenheit. Küchengift für Menschen mit Kälte und Feuchtigkeit.
- Erbsen: kalt und schleimig. Mäßig geeignet für Menschen mit Hitze, Hitze und Trockenheit. Küchengift für Menschen mit Kälte, Kälte und Schleim.
- Linsen: kalt, nicht nährend. Ideal für Menschen mit Hitze und Fülle. Küchengift für Menschen mit Kälte und Leere.
- Hirse: kalt und etwas warm. Gut für Menschen mit Hitze, Hitze und Fülle.
- Kürbis und Kohl: kalt und trocken. Gut für Menschen mit Hitze, Feuchtigkeit. Bedingt für Menschen mit Wärme. Küchengift für Menschen mit Kälte und Trockenheit.

## Obst

- Brombeeren, Kirschen: warm und neutral. Küchengift für Kranke.
- Erdbeeren: warm, verschleimend. Küchengift für Allergiker. Küchengift für Kranke. Verschleimt den Gesunden, schadet dem Kranken, vor allem bei Hitze, Hitze und Schleim.
- Äpfel: warm und feucht. Ideal für Menschen mit Kälte und Trockenheit. Küchengift für Menschen mit Hitze, Wärme und Feuchtigkeit.
- Nüsse und Kornellkirschen: warm und süß. Ideal für Menschen mit Kälte, Schwäche und Leere. Küchengift für Menschen mit Hitze.

- Pflaumen: kalt und trocken. Küchengift für Gesunde mit Kälte und Trockenheit. Küchengift für Kranke.
- Mandeln, Datteln: sehr warm, feucht. Gekocht sehr nahrhaft. Küchengift für Menschen mit Hitze, Wärme und Feuchtigkeit.
- Kastanien: sehr warm und kräftig. Ideal für Menschen mit Kälte, Leere, Schwäche. Küchengift für Menschen mit Fülle und Hitze.
- Feigen und Zitronen: mehr warm als kalt.
- Quitten, Johannisbeeren: kalt. Ideal für Menschen mit Hitze.
- Birnen: sehr kalt. Für Gesunde mit Hitze. Nicht für Kranke. Küchengift für Menschen mit Kälte.
- Heidelbeeren: sehr kalt, Energie entziehend. Ideal für Menschen mit Hitze und Fülle. Küchengift für Menschen mit Kälte, Schwäche, Leere.
- Pfirsiche: kalt, verschleimend. Mäßig erlaubt für Gesunde mit Hitze, Hitze und Leere. Küchengift für Kranke, vor allem mit Kälte und Schleim.

## Fleisch und Geflügel

- Küchengift für Tumorpatient(inn)en
- Rind: kalt. Küchengift für Menschen mit Kälte.
- Schaf: kalt, wärmer als Rind.
- Gans und Ente: warm. Küchengift für Kranke.
- Huhn: kalt. Für Gesunde und Kranke mit Hitze. Küchengift für Menschen mit Kälte.
- Hirsch und Ziege: warm und gesund.
- Schwein: warm, hitzig, verschleimend. Küchengift für Kranke. Nichts für Allergiker. Küchengift für Menschen mit Hitze und Fülle, Hitze und Schleim.

### Fisch

- Küchengift für Tumorpatient(inn)en
- Wels und Hecht: gut für Gesunde und Kranke.
- Bachforelle und Barsch: Für gesunde gut.
- Aal: Küchengift für Allergiker. Nichts für Kranke.
- Scholle: warm, Energie entziehend. Heilmittel für Menschen mit Kälte und Fülle. Küchengift für Menschen mit Hitze und Leere.
- Lachs: mehr kalt als warm. Gut für Gesunde und Kranke.
- Hering: kalt, verschleimend. Küchengift für Allergiker. Nichts für Menschen mit Kälte und Schleim.

### Sonstiges

- Honig und Butter: warm, fett. Küchengift für Menschen mit Hitze und Fülle.
- Milch: warm, verschleimend. Nichts für Allergiker.
- Salz: warm, feucht.
- Eier: mehr kalt als warm, fett. Küchengift für Allergiker und für Menschen mit Fülle.

(Vgl. auch die Prinzipien auf S. 28–37)

## Nahrung und Schlaf

Eine Schlüsselposition zur Entgiftung und Ausleitung, vor allem aber zur allgemeinen Gesunderhaltung hat bei Hildegard die richtige Ernährung. Zum normalen Aufbau des Menschen und zur regelmäßigen Gesunderhaltung seines Körpers weist Hildegard sehr richtig und natürlich auf eine einfache und klare Gesetzmäßigkeit hin. Der menschliche Körper wird auf doppelte Weise ernährt: Einerseits durch Nahrung und andererseits durch Schlaf. Die Nahrungsaufnahme erfolgt normal wegen des Hungergefühls. Dieses entsteht, weil die vorher aufgenommene Nahrung eingetrocknet ist. Die Notwendigkeit des Schlafes für ein gesundes Leben ist am besten ausgeprägt mit dem Satz:

> *„... Wenn der Mensch schläft, erholt sich sein Mark und nimmt zu ..." (O.T. 81, 11) „... Bei einem richtigen Schlafe ist der Mensch gefühllos. Es ist nicht gesund, zu lange zu schlafen, sonst kann der Mensch von allerlei Fieber befallen werden, oder die Augen werden geschädigt, weil sie zu lange geschlossen sind ... Auch allzu langes Wachen ist für Geist und Körper ungesund ... Wer aber mit Maß schläft, der wird gesund bleiben ... " (O.T. 85, 35)*

> *„... Der Schlaf entsteht beim Menschen durch Arbeit oder Nachtwachen; denn dabei wird das Mark geschwächt und verdünnt ..." Schlaflosigkeit kann dadurch zustande kommen, dass verschiedene Erregungszustände, wie Angst, Furcht, Zorn oder Freude das Blut in Unruhe bringen: „... Leute, die schwere körperliche Leiden haben, werden auch nicht zu richtigem Schlafe kommen. Wenn jemand seinen natürlichen Schlaf entbehrt, schadet er seiner Gesundheit ..."*

*Nach dem Essen soll der Mensch nicht gleich schlafen, denn sonst wird „… dieser Schlaf den Geschmack, den Saft und den Geruch der Speisen an verkehrte und unpassende Körperstellen hinleiten … Hat er sich eine kurze Zeit des Schlafes enthalten, und dann eine Stunde zur Ruhe gelegt, dann wird sein Fleisch und Blut zunehmen, und er wird davon gesund …" (O.T. 114, 8)*

## Säfte und Gerüche

Bei der Nahrung unterscheidet Hildegard inhaltsmäßig feinere Säfte und Gerüche und andere Teile. Was damit gemeint ist, ist nicht ganz klar, doch ist anzunehmen, dass sie damit auf die große Bedeutung der Zubereitungsart hinweisen will. Man kann gute Nahrung durch schlechte Zubereitung verderben. Wichtig sind gute Nahrungsbestandteile und gute Zubereitungen. Hildegard weist darauf hin, dass nur die gut zubereitete Speise bekömmlicher ist und der Gesunderhaltung dient. Nach Hildegard sollen die feineren Säfte und Gerüche zum Gehirn kommen, die anderen gelangen zum Magen, Herz, Leber und Lunge. Um das zu regulieren und zu den richtigen Körperstellen und Organen zu führen, haben wir die Verdauung und die Gefäße, die die Säfte im ganzen Körper verteilen, ähnlich den 3 Digestionen bei Galen.

## Nahrungsvorbereitung

Hildegard gibt einige Hinweise, wann und in welchem Verhältnis wir unsere Mahlzeiten einnehmen sollen. Manches erscheint zunächst ungewöhnlich, ist aber bei genauerer Analyse logisch und bemerkenswert:

- Die erste Mahlzeit soll man so spät wie möglich essen:
- Das Frühstück ist mittags am bekömmlichsten.
- Man soll nie unregelmäßig und hastig essen.
- Durch zu hastiges Essen wird man leichter krank.
- Rohe, halbgekochte, wie auch außergewöhnlich fette, saftlose oder trockene Speisen werden schlechter verdaut.
- Vor kalten Mahlzeiten (Obst, Kräuter) soll man warme Speisen essen (in geringeren Mengen).
- Nach dem Abendessen soll man einen Spaziergang machen.

### Zeiten

Warum Hildegard das Frühstück nur gegen Mittag einzunehmen rät, kann man nicht genau feststellen, doch ist mit aller Wahrscheinlichkeit anzunehmen, dass dies auf die damaligen Klosterregeln zurückzuführen ist. Jedenfalls schreibt sie für gesunde Leute diese Zeit vor, und nur die Schwachen und Kranken sollen ein Frühstück frühmorgens einnehmen. Die Nahrung soll immer richtig eingeteilt aufgenommen werden. Die letzte Mahlzeit soll so eingenommen werden, dass nachher noch Zeit für einen Spaziergang bleibt. Wer satt ist, hat zu viel gegessen.

### Temperatur

Sehr kalte Speisen machen Eingeweideschmerzen. Die Nahrung soll normal temperiert sein, und sie soll in einem normal gewärmten Raum aufgenommen werden. In einem sehr warmen Zimmer dagegen, auch wenn das Essen richtig temperiert ist, werden die

Speisen selbst nicht schaden, aber die Hitze des Raumes bringt körperliche Schwäche. Die Wärme des Feuers soll während des Essens den Rücken wärmen und nicht in das Gesicht kommen.

### Mengen

Auf Menschen, die nicht ihr seelisches Gleichgewicht haben, kann das Essen verschieden einwirken. Zum Beispiel sollen traurige Leute gut essen, damit sie belebt werden. Menschen, die große Freude haben, sollen beim Essen mäßig sein. Mäßigkeit ist für die Gesundheit eine Vorbedingung. Man soll aber auch beim Fasten mäßig sein.

## Jahreszeiten

Hildegard macht einen großen Unterschied zwischen der Nahrung im Winter und der im Sommer. Man soll allgemein im Winter mehr essen als im Sommer. Bei großer Kälte darf man keine zu heißen Speisen essen, es ist aber auch nicht ratsam, sehr kalte Speisen zu wählen, weil diese nicht gesund sind und zu Krankheiten führen können. Im Sommer sind ebenfalls sehr warme und sehr kalte Speisen zu meiden. Genau so darf nicht zu viel gegessen werden, weil der Mensch dadurch übermäßig erwärmt wird. Immer mäßig sein, dann kann man die Gesundheit bewahren. Auch in ihren Hinweisungen auf kalte und warme Speisen stützt sie sich auf Galen (Galenische Diät), wie so oft in ihren Schriften. Nach Hildegard ist im Winter Wasser zu meiden. In dieser Jahreszeit soll Wein oder Bier getrunken werden. Im Sommer kann man allgemein mehr trinken, was sich in erster Reihe nach der Art der Nahrung richtet. Sehr gesund ist im Sommer gegen inneren Brand lauwarmes Wasser und anschließend ein kleiner Spaziergang. Dies ist gesünder als Wein. Für schwache Leute ist es auch im Sommer besser, gewässerten Wein zu trinken.

## Zuviel Fleisch schadet

Kranke und schwache Menschen sollen Fleisch und blutreiche Speisen meiden, weil diese schwer verdaut werden, lange im Magen bleiben und dadurch schaden.

> *„… Wenn aber gesunde und kräftige Leute viel Fleisch und andere wohlschmeckende Sachen im Übermaß essen, neigen sie zur Geschwürsbildung. Solche Leute, die ein weiches Fleisch am Leibe haben, sollen dies auch meiden, sonst werden sie von Podagra befallen …"*

Tierfleisch macht Menschenfleisch fettig. Nur gesunde, magere Leute sollen mäßig Fleisch oder Fisch essen.

## Früchte, Obst

Angaben über den Genuss von Früchten gibt Hildegard nicht, wohl aber, dass die Früchte bei wachsendem Monde geerntet werden sollen, da sie zu dieser Zeit dem Körper besser bekommen. Gesund sind vor allem solche Früchte, die am Gipfel des Baumes wachsen, wo sie viel Sonne und Licht haben. Schädlich können solche werden, die zur Erde nahe stehen, an Büschen und niedrigen Bäumen, da die Erde feucht und kalt ist.

## Gewürze

Verschiedene Gewürze sind dem gesunden wie dem kranken Menschen nützlich, aber diese dürfen nicht ordnungslos genossen werden. Sie sollen mit dem Essen mit Wein oder Brot oder anderen Speisen genommen werden. Sie verdünnen die Säfte der Speisen und erleichtern die Verdauung.

> *„… Wie der Staub der Erde, den der Mensch in sich einzieht, ihm schadet, so bringen auch diese Mittel, nicht ordnungsgemäß· gebraucht, den Menschen mehr zu Schaden wie zur Gesundheit …“ (O.T. 185, 15)*

## Getränke

Die Erklärung von Flüssigkeitsbedürfnis ist ganz richtig. Sie schreibt nämlich:

> *„… Wenn ein Mensch isst, arbeitet er beim Essen, wie eine Mühle beim Mahlen, und durch die Arbeit beim Essen wird der Mensch innerlich warm, trocknet aus und beginnt innerlich zu verdorren. Dies ist der Durst …“ (O.T. 113, 22).*

Zwischen dem Essen sollen wir trinken, dies fördert die ordentliche Verdauung. Das Blut vermehrt sich von festen Speisen, doch wir brauchen Flüssigkeit. Was das Trinken anbelangt, so soll man im Winter nicht allzu viel trinken, weil das nicht gesund ist. Wenn man in der Nacht aufwacht und Durst hat, oder nach dem Schlaf allgemein, soll man nicht schnell trinken, weil auch dadurch Krankheiten entstehen können. Wenn jemand sehr Durst hat, soll er Bier oder Wein verdünnt mit Wasser trinken.

## Zur Wasserqualität

Dass zur Zeit Hildegards wirklich nicht für Wasser geschwärmt wurde, kann man aus dem Satz ersehen:

> *„... wenn aber der Mensch gesund ist, und dann hier und da einmal Wasser trinkt, so wird ihm das nicht schaden ..." (O.T. 150, 21).*

Dass geraten wird, wenig Wasser zu trinken, ist wohl darauf zurückzuführen, dass es wenig gute Brunnen gegeben hat. Insofern ist Hildegard wieder ganz modern: Auch heute haben wir eine Reihe von schwerwiegenden Wasserbelastungen. Pestizide, Nitrate, Organochlorverbindungen, Schwermetalle, Holzschutzmittel, Hormone und vieles mehr belasten das Trinkwasser.

## Wein

Vom Wein wäre zu bemerken, dass er nicht gesund ist, wenn er zu stark ist, denn dann kann er leicht, nicht in der richtigen Zeit, zu Harndrang führen. Darum soll man starke Weine mit Wasser gemischt trinken. Besonders die Weine, die auf westlichem Boden wachsen, sind damit gemeint, weil sie sehr stark sind. Es ist überhaupt nicht gleichgültig, wo der Wein wächst. Man muss sich hier daran erinnern, dass im Mittelalter in ganz Deutschland Wein angebaut wurde. Der Wein vom Osten wird als der Beste angegeben; dieser ist auch für kranke Leute zu empfehlen, er hat immer eine große Kraft und eine gesunde Wärme. Zu den schwächeren Weinen gehört der vom Norden, der auch nicht süß ist. Alle diese Weine, die auf einem auch für Getreide fruchtbaren Boden wachsen, sind zu empfehlen. Bei übermäßigem Genuss von schwerem Wein bilden sich schlechte Säfte, die u. a. zu Zerstörungen der Gelenke und zu Gicht führen.

### Bier

Bier macht das Menschenfleisch fettig, gibt eine schöne Gesichtsfarbe und läßt diese Menschen gesund erscheinen. Es wird auch hier beim Trinken wie beim Essen eine Mäßigkeit geraten,

> *„… zu jeder Zeit aber, sei es im Sommer oder Winter, hat sich der Mensch von unmäßigem Trinken zu hüten …“ (O.T. 118, 34).*

Es ist natürlich, dass allzu wenig trinken auch Beschwerden mit sich bringt, weil die aufgenommene Nahrung nicht richtig verdaut werden kann.

## Schadstoffarme Ernährung im Sinne von Hildegard

Die folgende Tabelle gibt eine Übersicht über Lebensmittel, die im Sinne von Hildegard heute bevorzugt werden sollten:

- Getreide: Vollwert-Getreide, vorwiegend Dinkel, Weizen
- Obst und Gemüse: frisch, heimisch, biologisch-dynamisch unbestrahlt, ungespritzt

- Kranke sollen Lauch, Linsen, Erdbeeren, Heidelbeeren, Pflaumen, Pfirsiche meiden.
- Fleisch: wenig Fleisch, nur vom Bio-Bauern, nur artgerecht gehalten, ohne Chemie, möglichst kein Schweinefleisch
- Fisch: Vorwiegend Süßwasserfisch, artgerecht gehalten (kein Zuchtfisch, mit Chemie aufgezogen, kein Meeresfisch, quecksilber-, pestizidbelastet)
- Getränke: Wasser, Wein (ökologisch angebaut), Fenchel-, Salbeitee, Dinkelkaffee, unbehandelte Milch (keine H-Milch), Bier (nach Reinheitsgebot)
- Süßungsmittel: Honig, kein minderwertiger Fabrikzucker

Die folgende Tabelle gibt eine Übersicht über die wichtigsten „Küchengifte" nach Hildegard. Generell sind Nachtschattengewächse (Kartoffel, Paprika, Tomaten) eher zu meiden.
(Vgl. auch die Prinzipien auf S. 28–37 bzw. 168–181)

## Küchengifte von A bis Z

### A

- Ackersenf
  *„… bereitet kranke Säfte …"*

### B

- Birne
  *„… bereitet schlechte Säfte …"*
- Blumenkohl, siehe Kohl

**E**

- Ei, roh
  *„... bereitet Schleim und Fäulnis im Magen, durch das Feuer wird Fäulnis ausgekocht ..."*
- Erdbeere
  *„... bereitet Schleim im Menschen ..."*

**G**

- Gartenkresse
  *„... vermehrt üble Säfte ..."*

K

- Kartoffel (war damals unbekannt, kam aus Amerika, ist ein Nachtschattengewächs)
- Kohl
  *„... vermehrt üble Säfte ..."*

**L**

- Lauch
  *„... verkehrt, roh gegessen, die Säfte ins Gegenteil ..."*

**M**

- Malve
  *„... bereitet dicke und giftige Säfte ..."*
- Mikrowellenkost (kannte Hildegard noch nicht, ist minderwertige, bestrahlte Nahrung)

## P

- Paprika (war damals unbekannt, ist ein Nachtschattengewächs)
- Pfeffer

  *„… bereitet üble Säfte …"*
- Pfirsich

  *„… vermehrt üble Säfte …"*
- Pflaume, siehe Zwetschge

## R

- Rohkost

  *„… bereitet dem Kranken üble Säfte, schadet dem Gesunden eher, als sie ihm nützt …"*

  (Anmerkung: Kann zu chronischen Pilz-Infekten beitragen)
- Rosenkohl, siehe Kohl

## S

- Stutgras

  *„… bereitet kranke Säfte …"*

## T

- Tomate (war damals unbekannt, kam aus Amerika, ist ein Nachtschattengewächs)

## W

- Weißkohl, siehe Kohl

**Z**

- Zwetschge
  *„... bereitet dem Kranken üble Säfte, schadet dem Gesunden eher, als sie ihm nützt ..."*

## Moderne Küchengifte im Sinne von Hildegard:

- Minderwertige Fabrikzucker (Cola, Limonade, Schokolade, Süßigkeiten)
- Minderwertige Auszugsmehle (Brot, Semmeln, Gebäck aus Fertigbackmischungen)
- Minderwertige Auszugsöle
- Minderwertige Fabrikfette
- Minderwertige Reis- und Nudelsorten
- Sogenannte „Fast food"
- Chemische Küchenzutaten: Gelatine, Fertigsoßen, Ketchup, Konserviertes
- Genussgifte: Nikotin, Koffein, Alkohol
- Bestrahltes: Holland-Gemüse, Mikrowellen-Kost
- Pestizid-Belastetes: Gespritzes Obst und Gemüse
- Medikamenten-Belastetes: Schweine-, Kalb-, Rindfleisch mit Östrogenen, Thyreostatika, Anxiolytika etc.
- Mit Inhumanität Belastetes: Truthähne und Hühner aus modernen Zuchtfabriken

## Entgiftungs- und Ausleitungsverfahren nach Hildegard

Wer begreifen will, wie die Entgiftungs- und Ausleitungsmechanismen nach Hildegard funktionieren, muss sich mit der Säftelehre auseinandersetzen. Hildegard schreibt:

> *„… Es gibt vier Säfte. Die zwei dominierenden werden Phlegma genannt, die zwei, die danach kommen, Schleim. Die Stärkeren übertreffen bei ihrem Überfluss die Schwächeren, und die Schwächeren wirken aufgrund ihrer Schwäche mäßigend auf deren Überfluss. Wenn der Mensch sich so befindet, befindet er sich in Ruhe. Wenn aber irgendein Saft sein Maß übersteigt, ist der Mensch in Gefahr. Wenn die oben erwähnten Säfte im Menschen die richtige Ordnung und das richtige Maß einhalten, befindet er sich im Zustand der Ruhe und der Gesundheit. Wenn sie sich aber gegenseitig bekämpfen, machen sie ihn, wie schon oben gesagt, schwach und krank …"*

Hildegard schreibt weiter:

> *„ … Aus einem Saft oder aus zwei oder aus drei kann der Mensch nicht bestehen, sondern aus vier, damit sie sich gegenseitig regulieren … So besteht die Erde aus vier Elementen, die miteinander harmonieren …"*

Eine ganz entscheidende Rolle spielt dabei die Seele. Dies geht auch aus dem folgenden Abschnitt deutlich hervor:

> *„… Wenn nämlich ein Mensch an allerlei Mühsal, Angst und den Folgen von vielerlei Speisen und Getränken leidet, so dass sich durch ungeeignete Speisen und Getränke verschiedene und verkehrte Säfte und Schleime (= Schlackenstoffe) angesammelt haben, dann kommt die erschütterte und ermüdete Seele, von Widerwärtigkeiten geplagt, zum Erliegen und stellt ihre Lebendigkeit bis zu einem gewissen Grade ein …" ( C. C. 163, 11 ff. )*

Therapeutischer Ausgleich des Zustandes der vier Elemente: Hildegard hat, unter anderem und insbesondere im Rahmen ihrer Vier-Elemente-Lehre, nicht nur brandaktuelle umweltmedizinische Zusammenhänge erkannt und treffend beschrieben, sondern auch viele Hinweise gegeben, wie man das Gleichgewicht der vier Elemente wiederherstellen kann.

Therapeutischer Ausgleich des Zustandes der vier Säfte: Bei Hildegard müssen die vier Säfte wieder in das richtige Mischungsverhältnis gebracht werden. Denn wenn die richtige Mischung fehlt, geht der ganze Körper zu Grunde. Es muss eine natürliche Verteilung dieser Säfte wiederhergestellt werden, so dass der oberste Saft wieder den nächsten beherrscht.

Therapeutischer Ausgleich des Zustandes der vier Temperamente: Analog zu den vier Säften müssen bei Hildegard die vier Temperamente in ein ausgewogenes Mischungsverhältnis gebracht werden. Therapeutisch ist daher Hildegards Einstufung der Männer und Frauen in verschiedene Gruppen, wie Phlegmareiche, Blutreiche, Gallereiche und Schwarzgallige von Bedeutung.

Therapeutischer Ausgleich der Konstitution: Auch die Konstitution ist bei Hildegard therapeutisch entscheidend. Entsprechend den vier Säften: Blut, Phlegma, gelbe Galle und schwarze Galle unterscheidet Hildegard vier männliche und weibliche Konstitutionstypen. Jedes Individuum ist geprägt von „männlichen" und „weiblichen" Komponenten.

Therapie in Abhängigkeit von den Mondphasen: Neben diesen Konstitutionstypen sollte man nach Hildegard bei jeder therapeutischen Maßnahme, so weit wie möglich, die Mondphasen berücksichtigen (Mehr dazu in Schulte-Uebbing, C.: „Hl. Hildegard – Frauenheilkunde", 2000). Die folgende Tabelle gibt eine Übersicht über die wichtigsten Entgiftungsverfahren nach Hildegard:

## Entgiftungs- und Ausleitungsverfahren von A bis Z:

### Aderlass

Der Aderlass war schon immer ein altbewährtes Verfahren zur Immunstimulation und Entgiftung. Medizinhistorisch beschrieben ist er bereits vor etwa dreitausend Jahren in der altjüdischen Medizin, vor zweitausendfünfhundert Jahren auch in der chinesischen Medizin sowie bei den alten Griechen und den alten Römern.

> *"... Wenn die Gefäße des Menschen voll Blut sind, müssen sie durch einen Einschnitt vom schädlichen Scheim und Verdauungssaft gerei-*

*nigt werden … die Fäulnis-und Verdauungsstoffe fließen gleichzeitig mit dem Blut heraus … das, was nunmehr herausfließt, hat verschiedene Farben, weil es aus Fäulnis und Blut besteht …. Wenn Fäulnis und Blut herausgeflossen sind, kommt reines Blut heraus, und dann muss man mit dem Aderlass aufhören … Wer einen Aderlass bei einem körperlich gesunden und kräftigen Menschen vornimmt, soll bei ihm nur so viel Blut entnehmen, wie ein kräftiger, durstiger Mann in einem Zug in Form von Wasser trinken kann. Wenn aber jemand körperlich schwach ist, dann soll man der Ader nur so viel Blut entnehmen, wie ein Ei von normaler Größe fassen kann … Denn ein übermäßiger Aderlass schwächt den Körper, wie auch ein übermäßig starker Regenguss, der auf die Erde fällt, sie schädigt … Ein richtig bemessener Aderlass beseitigt schädliche Säfte und heilt den Körper. So bewässert auch ein Regen die Erde, wenn er gemächlich und mäßig auf sie herabfällt, und befähigt sie, Früchte hervorzubringen …"*

## Was passiert während des Aderlasses?

Der Vorgang des Aderlasses.

*„… Das erste, das aus der Ader herauskommt, ist das Blut, und darin fließen gleichzeitig giftige und krankheitbringende Säfte mit aus … Wenn dann die herausfließende Flüssigkeit*

*die richtige Röte und damit die andere Farbe annimmt, stehen Blut und Säfte im gleichen Verhältnis zueinander … Wenn dann noch mehr Blut herauskommt, folgen die guten und schädlichen Säfte gleichzeitig mit dem übrigen Blut nach … Dann muss man mit dem Aderlass aufhören, weil sonst die schleimigen Säfte im Restblut überhandnehmen und die Schwarzgalle und andere Krankheiten in dem Menschen erregen, wenn dann noch mehr Blut abgezapft wird … Denn die Blutarmut kann ihnen keinen Widerstand entgegensetzen … Wie der Hunger die Körperkräfte schwächt, so macht auch ein übermäßiger Aderlass den Körper schwach … Dagegen verleiht ein mäßiger Aderlass dem Körper Gesundheit, so wie ein mäßiges Essen und Trinken den Körper wieder aufrichten …"*

Aderlass-Menge:

*„… Einem gesunden, kräftigen Menschen kann man vierteljährlich so viel Blut entziehen, wie ein kräftiger, durstiger Mann auf einen Zug Wasser trinken kann …"*

( = ca. 100 bis 150 ml )

*„… einem körperlich Schwachen jährlich oder halbjährlich so viel, wie ein Ei von gewöhnlicher Größe fassen kann …"*

( = ca. 30 bis 50 ml )

Aderlass-Zeitpunkt:

> *„… Der Aderlass soll stets nüchtern, bei körperlich Schwachen nach einer kleinen Stärkung, bei abnehmendem Mond durchgeführt werden, und zwar in den ersten sechs Tagen nach Vollmond."*

Bei zunehmendem Mond durchgeführt schadet der Aderlass.

Aderlass-Alter:

> *„… Ab dem 20. bis 30. Lebensjahr viertel- bis halbjährlich pro Aderlass ca. 30 bis 50 ml. Ab dem 30. bis 50. Lebensjahr vierteljährlich pro Aderlass 50 bis 100 ml. Ab dem 50. bis 80. Lebensjahr vierteljährlich pro Aderlass 100 bis 150 ml. Ab dem 80. Lebensjahr ist der Aderlass für den Mann schädlich. Bei Frauen kann er bis zum 100. Lebensjahr durchgeführt werden …"*

Je nach Beschwerdebild wird die geeignete Ader gewählt. Zur Ader gelassen wird an einer der drei Hauptvenen in der Armbeuge, nämlich entweder an der „Kopfader", der „Mittelader" oder der „Leberader".

> *„… Man muss wissen, dass in der Kopfader mehr Flüssigkeiten als in der Mittelader oder in der Leberader fließen, weil an der Kopfader auch mehr Gefäße hängen, die Flüssigkeiten führen als an der Mittelader oder der Lebera-*

*der. Daher ist es auch vorteilhafter, öfter der Kopfader als anderen Adern Blut zu entnehmen … Wer nämlich viel Phlegma im Kopf oder in der Brust hat oder wem der Kopf dröhnt, so dass dadurch sein Hörvermögen erheblich gestört ist, soll der Kopfader Blut entnehmen, sich jedoch vorsehen, dass er dort nicht viel Blut entnimmt. Denn sonst verschlechtern sich dadurch die Augen …"*

Nach dem Aderlass:

*„… Nach einem Aderlass soll man verschiedene Speisen, gebratene und solche, die verschiedene Säfte enthalten, rohes Obst und rohes Gemüse nicht essen, weil diese dann in den Gefäßen eher den Schleim als das Blut vermehren … Auch starken Wein soll man nicht trinken, weil er das Blut in Erregung versetzen und den Menschen betäubt … Ein angemessenes Essen, nämlich ein oder zwei Gerichte, soll man essen, so dass man richtig satt wird, und man soll einen lieblichen, reinen Wein trinken … Das soll man zwei Tage lang tun, weil sich das verdünnte Blut noch im Zustand der Erregung befindet. Aber am dritten Tag hat das Blut wieder seine volle Kraft zurückgewonnen und verteilt sich wieder auf sein Gefäßsystem … Käse soll man nach einem Aderlass meiden, weil er dem Blut Schleim zuführt und kein richtiges, reines Blut*

*bildet, sondern es mit krankhaftem Fett anreichert ... Wenn also einer viel Blut und blutgefüllte Adern hat, und sein Blut nicht durch Aderlass· oder Schröpfen reinigt, dessen Blut wird ziemlich wachsartig und schwach werden, und so wird ein solcher Mensch erkranken ..."*

Der Aderlass schafft eine „Metabolic Balance", d.h. er bringt den Stoffwechsel in Ordnung.

- Regulation von Zucker-, Fett-, Eiweiß-Stoffwechsel
- Allgemeine Ausleitung
- Entgiftung von Schadstoffen

Bei folgenden gynäkologischen Erkrankungen hat sich der Aderlass u.a. bewährt:

- Zyklusstörungen
- Kinderwunsch (auch: schlechte Spermienqualität)
- Dysmenorrhoe, Myome
- Endometriose
- Klimakterische Beschwerden
- Brustkrebs-Vorbeugung etc.
- Verwachsungsschmerzen

## Ausleitung

Übersicht über die wichtigen Ausleitungsverfahren nach Hildegard:

- Aderlass
- Schröpfen
- Setzen von Brennkegeln

- Ausleiten von Schleim
- Ausleiten von Phlegma
- Ausleitung von Schwarzgalle

## Brennkegel

Auch die Brennkegel werden von Hildegard zur Reinigung der Säfte empfohlen. Diese Art der Therapie war schon bei den ostasiatischen Völkern, Chinesen, unter dem Namen „Moxibustion" bekannt. Auch der salernitanischen Schule waren die Brennkegel bekannt, ebenso in der Spätantike. Beweis dafür ist u.a. eine Handschrift aus dem 11. Jh. (Brit. Museum). Wie Hildegard sagt, sind diese Brennkegel nützlich für alte und junge Leute. Bei jungen Leuten soll man sie mehr im Winter benützen, und im Allgemeinen soll man diese Brennkegel im Alter über 60 Jahren nicht mehr verwenden. Zur Durchführung dieses Prozesses ist ein Feuerschwamm oder eine Leinwand das Beste, weil diese nur die Haut durchlöchern, ohne dem Fleisch zu schaden.

## Amalgamsanierung

Bei Krankheiten, die durch Amalgam verursacht sind, muss gemeinsam mit einem/-r guten Zahnarzt/-ärztin eine ganzheitliche Amalgamsanierung angestrebt werden. Vorher sollten unbedingt folgende Maßnahmen ergriffen werden:

- ausführliche umweltmedizinische Beratung durch eine(n) versierte(n) ganzheitliche(n) Arzt/Ärztin Ihres Vertrauens
- Zusammenarbeit mit ganzheitlichem/-r Zahnarzt/-ärztin
- Test auf individuelle Schadstoffbelastung
- Speicheltest auf möglichst alle toxischen

Schwermetalle, v.a. auf Quecksilber, Zinn, Silber und Kupfer (damit bei Vergiftungsnachweis ggf. später die Behandlung bezahlt wird)
- DMPS-Test zur Entgiftung der Speicherung von Quecksilber und Kupfer im Körpergewebe
- Bei neurologischen oder immunologischen Erkrankungen oder beim Vorliegen von Tumoren (Krebs u.a.) sollte das Gewebe auf möglichst alle toxischen Schwermetalle, v.a. auf Quecksilber, Zinn, Silber und Kupfer untersucht werden.

Die eigentliche Amalgamsanierung sollte dann folgendermaßen durchgeführt werden:

- mit Kofferdam (Gummischlitztuch)
- mit Mikromotor und Schnellläufer, starkem Absauger und Frischluftzufuhr über Pressluftleitung oder Sauerstofflasche
- mit Brille zum Schutz vor Quecksilber-/Zinndämpfen
- Parallel DMPS-/DMSA-Ausleitung, Sanierung quadrantenweise
- Vor, während und nach dem Ausbohren des Amalgam sind Chelat-Therapie und hochdosierte Antioxidantien-Infusionen wichtig.

## Amethyst

- äußerlich (Auflage, mit Speichel benetzt)
- Insektenbisse und -stiche
- äußerlich (Schwitzbad): Psoriasis, Hautexantheme

Ausleitungsmittel nach Hildegard (Auswahl, unvollständig):

- Birnhonig
- Goldkur
- Wermutwein
- Sivesan-Pulver
- Dinkel
- Bertram
- Kur mit Stärkungspulver

**Balsamkraut**

- als Saft, peroral
- wer Gift gegessen und getrunken hat

**Bäder**

Die folgende Tabelle gibt eine Übersicht über die wichtigsten Bäder und ihre Haupt-Anwendungen:

- Kornelkirschen-Warmbad (v. a. bei Gicht, Jähzorn, Rheuma)
- Maulbeerblätter-Warmbad (gegen Parasiten, z. B. Krätzmilben)
- Pappelholz-Warmbad (v. a. bei Arthrose, gegen Osteoporose)
- Ulmenfeuer-Warmbad (v. a. gegen Hass-und Rachegefühle)
- Zypressen-Warmbad (v. a. gegen Schwäche, Müdigkeit, Depressionen)
- Edelkastanien-Schwitzbad (v. a. bei Arthrose, Osteoporose, Rheuma)

- Amethyst-Schwitzbad (v. a. gegen Psoriasis, Hautexantheme)
- Farnkraut-Schwitzbad (v. a. gegen Arthrose, Osteoporose, Rheuma)
- Gersten-Schwitzbad (v. a. bei Schwäche, Müdigkeit, Depressionen)
- Hainbuchen-Schwitzbad (v. a. gegen manisch-depressive Störungen)
- Mutterkraut-Schwitzbad (v. a. gegen Dysmenorrhoe, Oligomenorrhoe)
- Wacholder-Schwitzbad (v. a. bei Fieber, Infektionen, Allergien)
- Thermalbad (v. a. gegen Arthrose, Gicht, Osteoporose, Rheuma)

**Bärwurz**

Bärwurz-Birnhonig:

*„Das ist das köstlichste Heilmittel, wertvoller und nützlicher als Gold, weil es die Migräne vertreibt und den Darm reinigt. Alle schlechten Fehlsäfte werden im Menschen vertilgt, und der Mensch wird von innen so gereinigt, wie man einen Topf vom Schimmel reinigt."*

- 1 kg Birnen, 10 Esslöffel (200 – 300 g) Honig
- Bärwurz-Gewürzmischung 100 g:
  Bärwurz 35 g, Galgantwurzel 25 g, Süßholzwurzel 25 g, Bohnenkraut 15 g
- Die Birnen werden geschält, das Kerngehäuse entfernt und in Wasser weich gekocht.

- Das Kochwasser abgießen und die Birnen zu Brei zerstampfen.
- 8 EL Bienenhonig werden in einem Topf vorsichtig erhitzt und der Schaum abgeschöpft.
- Das Birnenmus und die Bärwurz-Gewürzmischung werden zum Honig gegeben, gut durchgerührt und kurz aufgekocht.

Heiß in Gläser füllen und sofort verschließen. Dann hält es mindestens 1 Jahr lang. Wird als Reinigungskur für den Herbst empfohlen.

- Anwendung: Iss auf nüchternen Magen morgens 1 Teelöffel , nach dem Mittagessen 2 Löffel und zur Nacht 3 Löffel voll.

## Bärwurz-Birnhonig

- zur Blutreinigung, Ausleitung, Entgiftung
- 3 mal täglich, bei Dämpfigkeit (Atemnot)
- Kopfschmerz, Migräne, Kopfdruck, Tinnitus

## Bertram

Der Bertram ist von gemäßigter und etwas trockener Wärme, und diese rechte Mischung ist rein und erhält gute Frische. Denn für einen gesunden Menschen ist er gut zu essen, weil er die Fäulnis in ihm mildert und das gute Blut in ihm vermehrt und einen klaren Verstand im Menschen bereitet. Aber auch den Kranken bringt er wieder zu Kräften, und im Menschen schickt er nichts unverdaut heraus, sondern bereitet ihm eine gute Verdauung. Aber auch häufig genossen vertreibt er die Brustfellentzündung im Menschen, und er bereitet reine Säfte im Menschen und macht seine Augen klar. Und auf welche Weise er immer gegessen wird, trocken oder in einer Speise, ist er nützlich und gut sowohl für den kranken als auch für den gesunden Menschen,

- mindert Fäulnis,
- vermehrt gutes Blut,
- mindert Schleim im Kopf.

### Beryll-Pulver

- innerlich (essen)
- wenn einer eben Gift trinkt und isst
- Nahrungsmittelunverträglichkeiten
- Allergien
- Intoxikationen

### Bienenwachs

- Umschläge (äußerlich)
- eitrige Infekte, Abszesse

### Birnenhonig

(siehe Bärwurz-Birnhonig)

### Chrysopras

- äußerlich, wird aufgelegt
- todbringendes Gift verliert Kraft

### Dinkel

Dinkel ist bei Hildegard das Basismittel bei der gesunden, schadstoffarmen, ausgewogenen Ernährung. Es ist ein ideales Immunstimulans und Basis-Therapeutikum in der Hildegard-Krebstherapie. Den Dinkel („Spelz") empfiehlt Hildegard in der „Physica" folgendermaßen: „Der Dinkel ist ein ausgezeichnetes Korn, warm, fett, kräftig und milder als die übrigen Körnerfrüchte …"

> *Hildegard: „… Der Dinkel ist das beste Getreide. Er ist warm und fett und kräftig. Er ist milder als andere Getreidearten. Er bereitet dem, der ihn isst, rechtes Fleisch und rechtes Blut. Er macht frohen Sinn und Freude im Gemüt des Menschen. Und wie auch immer man Dinkel isst, sei es im Brot, sei es in anderen Speisen, er ist gut und mild.…" (P. L. 1131 C/D)*

Dinkel ist das Basis-Therapeutikum in der Angewandten Umweltmedizin. Die Deckspelze schützt vor Umweltgiften: Vor Insektiziden, Herbiziden, Pestiziden. Sie stellt eine Schutzbarriere dar vor Radioaktivität. Dinkel ist reich an Thiozyanaten. Diese sind wichtig für die Abwehr gegenüber Allergenen, Toxinen, Kanzerogenen und vor allem zur allgemeinen Entgiftung des Körpers. Im Vergleich zum Weizen ist Dinkel reicher an Kohlenhydraten und Mineralien, insbesondere Eisen und Phosphor. Dinkel hat auch mehr Vitamine, vor allem Vitamin B6 (PP = Pyridoxalphosphat), Kalzium-Pantothenat, mehr Gesamtfettsäuren (insbesondere Oleinsäure) und am meisten Polyensäuren (insbesondere Linolsäure). (Vgl. S. 168–170)

## Edelkastanie

(siehe Kastanie)

## Eisenkraut

Eisenkraut wird äußerlich angewandt (Umschläge): Hilft gegen Geschwüre, infizierte Wunden, bei Gürtelrose und Akne. Eisenkraut-Wermut-Umschläge: gegen Zahnschmerzen

## Entgiftung

Mechanismen nach Hildegard (Auswahl):

- Entgiftung über die Seele
- Entgiftung über den Darm
- Diät, Fasten
- Entgiftung über die Leber
- Entgiftung über die Nieren
- Entgiftung über Haut und Schleimhäute
- Entgiftung über die Lunge
- Entgiftung über Milz und Lymphknoten
- Entgiftung über die Menstruation etc.

Entgiftende Mineralien und Kristalle (unvollständige Auswahl):

- Amethyst (v. a. gegen Insektenbisse und -stiche)
- Beryll-Pulver (v. a. bei Nahrungsmittel-Unverträglichkeiten, Allergien, Intoxikationen)
- Jaspis (v. a. bei allergischen und (sub-)toxischen Reaktionen im HNO-Bereich, Schnupfen, Stirn-, Nasennebenhöhlen-Entzündungen etc.)
- Smaragd (bei chronischer Zystitis, Lymphknoten-Schwellungen, bei allergischen und (sub-)toxischen Reaktionen im HNO-Bereich, Schnupfen, Stirn-, Nasennebenhöhlen-Entzündungen etc.

### Farnkraut

Farnkraut-Umschläge und Schwitzbäder gegen Gift, Arthrose, Osteoporose, Rheuma.

### Fenchel

Fenchel-Mischpulver „Sivesan" nach Dr. Gottfried Hertzka und Dr. Wighard Strehlow: eines der wichtigsten stärkenden Universal-Mittel,

Zutaten: Fenchel, Galgant, Diptam, Habichtskraut.

> *„… Nach einer mäßigen Stunde des Mittagessens schütte man dieses Pulver in warmen Wein, … nicht heiß, und man trinke diesen Wein … es hält den Gesunden bei Gesundheit, stärkt den Kranken, verschafft ihm gute Verdauung, verleiht ihm Kräfte, macht ein schönes Gesicht, jedem Menschen, ob gesund oder krank, nützt es, nach dem Essen verzehrt."*
> (Vgl. S. 168–170)

### Gebet

Das regelmäßige persönliche Gebet und auch das Gebet in der Gemeinschaft gehört nach Hildegard zum Gesund-Bleiben bzw. -Werden.

- persönliches Gebet, regelmäßig
- gemeinsames Gebet: Heilige Messe, Eucharistie, Segen
- Beichte, Schuld-Bekenntnis, Vergebung

## Gerste

Gersten-Umschläge und Schwitzbäder helfen bei Schwäche, Müdigkeit und Depressionen.

## Gold

Gold hat eine ordnende Wirkung auf Darmflora sowie eine das Immunsystem beruhigende Wirkung. In der Hildegard-Medizin wird reines Gold in Barrenform oder als Goldpulver verwendet. Gold verstärkt die Wirkung aller Edelsteine durch positive Erhöhung der Gitterschwingung (wenn Steine in reinem Gold eingefasst werden).

## Gold-Wein

Bei Allergien, Ekzemen, Allergien, Gastritis, leichteren Rheumaschüben 1/4 l Wein mit einem (vom Juwelier) vergoldeten Tauchsieder erhitzen – diesen Wein heiß wie einen Glühwein schluckweise trinken. Oder aber auf einer Herdplatte bzw. über einer Gasflamme einen kleinen Goldbarren stark erhitzen und in einem 1/4 l Wein abkühlen lassen.

## Gold-Kekse

Mische 1,2 g reines Natur-Goldpulver (z. B. Flussgold) mit 2 Esslöffeln Dinkelmehl und etwas Wasser zu einem kleinen Teigbällchen. Teile das Teigbällchen in zwei Hälften. Eine Hälfte bleibt roher Teig, aus der zweiten wird ein Keks gebacken.

## Gold-Kur

Für die Goldkur nimmt man am ersten Tag, nüchtern vor dem Frühstück, den rohen Teig zu sich.
Am zweiten Tag dann, ebenfalls nüchtern vor dem Frühstück, den Keks. Das metallische Gold löst sich nicht im Körper, verbleibt

aber bis zu 4 Monate im Körper fein verteilt im Magen-Darm-Trakt, bis es vollständig ausgeschieden ist.

- allgemeine Entgiftung und Reinigung
- Entschleimung reinigt Magen, Darm, Leber, Galle

## Gundelrebe

In der „Physica" dient die Gundelrebe als Mittel gegen Brustleiden. Bestandteile: neben dem aetherischen Öl Bitterstoffe und Gerbstoffe. Heute gibt es unter anderem für folgende Indikationen das Gundelreben-Elixier:

- zur allgemeinen Immunstimulation
- gegen Tumoren mit Lymphbeteiligung (ergänzend)
- bei Halsschwellungen durch Immunschwäche
- Mamma-Karzinom (ergänzend)

## Hautstärkungsmittel

Hildegard kennt auch eine Reihe von Mitteln zur Stärkung und Entgiftung der Haut. Hier, in alphabetischer Reihenfolge, eine (unvollständige) Auswahl:

- Birke, Knospen (Auflagen)
  *„… wenn die Haut sich rötet und beulig ist …"*
- Buchsbaum-Rinde (Salbe)
  *„… gegen Ausschläge am Körper …"*
- Erle, Blätter
  *„… wenn die Haut etwas geschwürig ist …"*
- Gerste, Körner, in Wasser gekocht
  *„… gegen harte und rauhe Haut im Gesicht …"*

- Hagebuche, Holz (Auflagen)
  *„… gegen üble Flecken am Körper …"*
- Ingwer, Pulver (einstreichen)
  *„… gegen Flechtenausschlag am Körper … wer eine kranke Haut im Gesicht hat …"*
- Pfirsich-Rinde (Saft, Salbe)
  *„… gegen verschiedene Haut-Flecken … wenn man wie eine Unke aussieht …"*
- Schwertlilie-Blätter (Saft)
  *„… wer im Gesicht eine harte Haut hat …"*
- Wundkraut
  *„… zwischen Haut und Fleisch Flecken …"*

## Heilfasten

Im „Liber vitae meritorum" geht es unter anderem um das Heilfasten. Dabei wird genau beschrieben, wann, wie und bei wem das Heilfasten notwendig und sinnvoll ist. Da der Organismus während des Heilfastens sehr stark entschlackt und entgiftet, können bei Umverteilungsvorgängen von Gift-, Schad- und Schlackenstoffen starke Belastungen auf den Organismus einstürmen. Deshalb ist es besonders wichtig, während des Heilfastens zu entgiften und auszuleiten. Hildegard gibt viele Hinweise, wie und nach welchen Kriterien man während des Heilfastens entgiften und ausleiten kann.

## Hirschzunge

(= Farnkraut)

Hirschzungenelexier (Hirschzungenfarn, Honig, Zimt, langer Pfeffer, Wein): Eines der besten Mittel zur Leber-Entgiftung ist das Hirschzungen-Elixier. Hildegard schreibt über die Hirschzunge:

*„... Die Hirschzunge ist warm und hilft der Leber und der Lunge und den schmerzenden Eingeweiden. Nimm daher Hirschzunge, koche sie stark in Wein, füge dann reinen Honig dazu, koche wiederum auf. Darauf gib langen Pfeffer und zweimal soviel Zimt gepulvert in den vorher bereiteten Wein und koche wiederum auf, seihe durch ein Tuch und mache einen Lautertrank ... Trinke oft davon nach dem Essen und nüchtern, und es nützt der Leber und heilt die schmerzenden Eingeweide, reinigt die Lunge und nimmt auch die innere Fäulnis und den Schleim weg ..." (P. L. 1142 A B)*

## Immunstärkungsmittel

Nach Hildegard ist eine starke Abwehr kein Zustand, sondern ein Geschenk des Schöpfers, das man sich allerdings selbst tagtäglich bewahren muss, indem man körperlich, geistig und vor allem seelisch aktiv bleibt. Für eine starke Abwehr mit kontinuierlicher Entgiftung und Stabilisierung seelischer und geistiger Prozesse ist ein ausgewogener Schlaf notwendig. Grundvoraussetzung einer stabilen Immunabwehr ist die Stabilisierung seelischer und geistiger Prozesse. Die folgende Tabelle gibt eine Übersicht über wichtige Hildegard-Verfahren (Auswahl):

- Aderlass, Schröpfen, Brennkegel
- Heildiät und Heilfasten
- Dinkel, Bertram, Kastanie, Ysop, Wermut, Galgant
- Lymph-Elixier, Eberwurz-Pulver, Gundelreben-Saft
- Benediktenkraut-Trank, Topas-Pulver, -Elixier
- Zypressen-Bäder, Gersten-Bäder
- Weinrauten-, Hilarius-Salbe, Ugera-Umschläge

## Jaspis

Der Jaspis hilft äußerlich gegen Allergie, HNO-Krankheiten, Schnupfen, Stirn-, Nasennebenhöhlen-Entzündungen etc.

## Kastanie

Kastanien-Honig: Ein hervorragendes Mittel zur Entgiftung über Leber und Lunge ist der Kastanien-Honig. Hildegard schreibt über die Kastanie (= Maroni):

> *„... Der Kastanienbaum ist sehr warm und hat aufgrund seiner Wärme eine große Kraft, da er die Discretio symbolisiert. Und alles, was in ihm ist, und auch seine Frucht ist nützlich gegen jede Art von Schwäche, die im Menschen ist ... Wenn die Leber schmerzt, zerstoße oft die Kerne und so lege sie in Honig, und mit diesem Honig iss sie oft, und deine Leber wird geheilt ..." (P L 1226 B)*

Kastanien-Schwitzbad: gegen Arthrose, Osteoporose, Rheuma (Vgl. S. 168–170)

## Kornelkirsche

Mus (innerlich): Darm-Reinigung (heilt Darmschleimhaut)
Kornelkirschen-Warmbad gegen Gicht, Jähzorn, Rheuma

## Lavendel

Innerlich (Trunk): Hervorragend zur Entgiftung über Leber und Lunge ist der Lavendeltrunk. Hildegard schreibt über den Lavendel:

> *„... Wer Lavendel mit Wein kocht oder, wenn er keinen Wein hat, mit Honig und Wasser kocht und so oft lauwarm trinkt, der mildert den Schmerz in der Leber und in der Lunge und die Dämpfigkeit in seiner Brust. Und der Lavendeltrunk bereitet ihm reines Wissen und reinen Verstand ..." (P.L. 1140 C)*

## Leberentgiftungsmittel

(Auswahl)

Hildegard schreibt über die Leber:

> *„... Die Leber verhält sich beim Menschen wie ein Gefäß, in das Herz, Lunge und Magen ihre Säfte ausgießen, welche dann die Leber wieder in alle Organe zurückfließen lässt, so wie wenn irgendein Gefäß an eine Quelle gestellt wird und das Quellwasser wieder an anderen Stellen ausfließen lässt ... Ist aber die Leber, wie noch gezeigt wird, löcherig und morsch, so kann sie nicht mehr die guten Säfte vom Herzen, der Lunge und vom Magen aufnehmen ... Diese Säfte und Flüssigkeiten kehren dann zu Herz, Lunge und Magen zurück und verursachen dort eine Art von Überschwemmung. Hat diese Krankheit bei einem Menschen erst einmal begonnen, so kann er nicht lange leben ..." ( C.C. 98, 10 ff. ).*

Gestresste Leber-Symptome:

- Schwindel
- Unruhe
- Reizbarkeit
- ungleichmäßige Atmung
- Hitzewallungen
- Perspiration

*„... Durch derartige Überschwemmungen setzen sich dann auch die Eingeweide um den Nabel des Menschen in Bewegung, steigen so zum Gehirn und können ihn oft tollwütig (= zornig) machen ... Erschüttern sie dabei die Gefäße der Lendengegend (= Nebennieren), dann berühren sie die Schwarzgalle in ihm, so dass dieser Mensch davon verwirrt wird und in eine unmotivierte Traurigkeit verfällt ...“ ( P.L. 704 A ).*

Eines der besten Mittel zur Leber-Entgiftung ist das Hirschzungen-Elixier (siehe „Hirschzunge“).

Mittel zur Leberentgiftung und -stärkung (vgl. S. 168–170):

- Hirschzunge, Ysop, Bertram, Galgant
- Weihrauch-Auflagen
- Aloe (Leberschmerzen werden geheilt)
- Apfelbaum-Knospen (Leberschwäche)
- Wacholder-Frucht (Leberschmerzen)
- Palme, Holz und Blätter (gegen Leberverhärtung)

## Leinsamen

Leinsamen kann äußerlich (Umschläge) die Haut entgiften und regenerieren: bei Allergien, gegen Juckreiz, bei Verbrennungen und Verbrühungen.

## Lungenstärkungsmittel

Eines der besten Mittel zur Stärkung der Lunge ist das bereits erwähnte Hirschzungen-Elixier. Weitere sehr gute Mittel zur Lungen-Entgiftung sind

- der Edelkastanienhonig,
- der Lavendeltrunk,
- der Ysop.

Sehr wirkungsvoll ist auch der Wermut.

> *„… Der Wermut lässt nicht zu, dass die Lunge krank wird …"*

Gut ist auch das Seifenkraut.

> *„… Es vertreibt die schlimmen Säfte, die der Lunge schaden …"*

## Lymphstärkungsmittel

Hervorragend zur allgemeinen Entgiftung und Abwehrsteigerung, aber auch zur Nierenstärkung, ist das Lymph-Elixier (S-ö) nach Hildegard. Dieses Basis-Therapeutikum der Hildegard-Krebstherapie hat sich bei folgenden Indikationen bewährt:

Lymph-Elixier (SÜ/91):

- zur Unterstützung aller lymphatischen Organe
- geschwollene Lymphknoten
- schmerzende Tumoren (ergänzend)
- Lymphknoten-Metastasen (ergänzend)
- Lymph-Stau und Lymphangitis (ergänzend)

Falls keine Gegenanzeigen bestehen, kann man, wenn nicht anders verordnet (nach Rücksprache mit dem Arzt), dreimal täglich einen Esslöffel Lymph-Elixier trinken.

**Maulbeere**

- Maulbeer-Blätter und (Warm-)Bad: äußerlich
- Blätter und Saft: innerlich
- Blätter gegen Gift im Essen oder Trinken, auch gegen Parasiten und Milben

**Mispel**

Innerlich (als Mus) zur Blutreinigung und Lymph-Unterstützung

**Mistel (Ugera)**

Die Ugera, bei den alten Römern als „ubera" bezeichnet (von uber = reichhaltig, üppig, wegen ihres üppigen Wuchses), ist neben Dinkel, Wermut, Gundelrebe, Bertram, Quendel, Eberwurz und Aalgalle das stärkste Immunstimulans und Krebsmittel (ergänzend) bei Hildegard:

> *„... Die Ugera ist sehr warm und hat eine gewisse Schärfe in sich, die so stark ist, dass sie sogar große und starke Geschwüre zerbricht*

*… Zerstoße Ugera im Mörser, füge etwas Baumöl hinzu und lege es so kalt auf das Geschwür. Hast du kein Baumöl, tue etwas Schweineschmalz hinzu erwärme das so in einer Schüssel und lasse es erkalten. So kalt lege es auf das Geschwür. Seine Kraft wird das Gift erweichen, herausziehen und heilen …"*

**Muskateller-Salbei**

Innerlich, in Wein gekocht gegen Gift

**Mutterkraut**

Frauen: Äußerlich als Schwitzbad zur Hormonregulation, Entgiftung, Entschlackung, gegen Dysmenorrhoe, Oligomenorrhoe.

**Nervenstärkungsmittel**

(ggf. Rücksprache mit dem/-r Arzt/Ärztin)

- Radix Ebuli 1,0
- Fol. Menth.pol. 1,0
- Strobuli lupuli 0,5
- Semen Myrist. 0,5
- Herb. Lepid. latif. 0,5
- Rhiz. Galangae 0,5
- Mel. dep. 50,0
- Vin. album ad 500,0
- M. f. decoct. 3 x 1 Essl.

Nerven-Kapseln:

- Hb. Violae odor. 1,6 g
- Rhiz. Galangae 1,2 g
- Rad. Liquiritiae 1,2 g
- Semen Myristicae 1,6 g
- Cort. Cinnamomi ceyl. 1,6 g
- Flor. Caryiophylii 0,8 g
- m. f. cps. 100 Stck.
- 3 x 1 Kapsel v. d. Essen

**Nierenstärkungsmittel**
(ggf. Rücksprache mit dem/-r Arzt/Ärztin)
Folgende Mittel sind nach Hildegard gut geeignet zur Nierenstärkung (unvollständige Auswahl):

- Apfelbaum-Zweige (Auflagen)
  *„… gegen ‚Gicht' in den Nieren …"*
- Rauten-Salbe
  *„… wirkt gegen Schmerzen in den Nieren …"*
- Steinbrech-Samen
  *„… wenn in der Blase sich Schleim zusammenballt …"*
- Veilchen-Saft
  *„… gegen die Schwere in den Nieren …"*
- Wermut-Saft
  *„… wirkt harntreibend, … unterdrückt Nierenschmerzen …"*

Weinrautensalbe (SÜ)

- Tinct. Rutae HAB 10,0 g
- Tinct. Absinthii HAB 5,0 g
- Tinct. Thymi vulg. HAB 1,0 g
- Tinct. Asperul.odor HAB 1,0 g
- Tinct. Betonicae HAB 1,0 g
- Tinct. Lycopodii HAB 1,0 g
- Adeps caprae 10,0 g
- Ung. cordes ad 30,0 g
- Oleo rosae verae 0,03 g
- m.f.ung. (S-Ü/90)

Sehr gut zur Stärkung der Nieren sowie zur Ausleitung und Entgiftung. Falls keine Gegenanzeigen bestehen, kann man, wenn nicht anders verordnet, mehrmals täglich und vor allem abends vor dem Schlafengehen, mit den genannten Salben die betreffenden schmerzenden Stellen einreiben.

Nieren-Tbl./Kps. (SÜ)

- Cin. Euon. cort. 2 mg
- Hb. Rutae 25 mg
- Hb. Abstinthii 25 mg
- Fl. Caryophylli 25 mg
- m.f. cps. 100 St.
- 3 x 1 Kapsel v. d. Essen

### Nussbaum

- innerlich (Saft und Honig)
- Parasiten (Alternative zu Permethrin und Lindan)

### Ordnung

Ein Hauptziel der Entgiftung ist, dass man wieder Ordnung in die Elemente und in die Säfte bringt. Hildegard beschreibt dies so:

> *„… Wenn die Elemente im Menschen geordnet wirken, erhalten sie ihn ebenso und machen ihn gesund. Wenn sie aber in ihm nicht harmonieren, machen sie ihn krank und bringen ihn um. Wenn die Verbindungen der Säfte, die von der Wärme, der Feuchtigkeit, vom Blut und vom Fleisch stammen und im Menschen vorhanden sind, in Ruhe und in der richtigen Mischung in ihm wirken, bringen sie Gesundheit mit sich. Wenn sie ihn aber gleichzeitig und ungeordnet treffen und im Übermaß über ihn herfallen, machen sie ihn schwach und bringen ihn um …"*

### Pfingstrose

Innerlich (v.a. mit Wein) zur Entgiftung, gegen Migräne, Kopfdruck, Bronchitis und Mundgeruch.

### Rainfarn

Innerlich, gegen überfließende und ausfließende Säfte

### Rettich

Innerlich (als Pulver, getrunken), gegen Verschleimung

## Ringelblume

Äußerlich (Auflagen) und innerlich gut gegen Gift

## Salbei

Innerlich nützlich gegen kranke Säfte. Säfte und Schleim werden vermindert.

## Schröpfen

Ein anderes Mittel, um das Blut zu reinigen, ist das Schröpfen, besonders für junge Leute ist es geeignet. Dies soll im Sommer durchgeführt werden, und dabei soll man nüchtern sein, doch etwas Brot und Wein schadet nicht. Hildegard schreibt:

> *„… Wer Augen hat, die sich infolge schädlicher Säfte verschlechtern oder geschwürig sind, oder ein Fleisch, das sich in der Augengegend vorwölbt, soll hinter den Ohren oder am Nacken mit Schröpfhörnern oder Schröpfköpfen ein wenig Blut entnehmen und dies drei- oder viermal im Jahr tun … er soll an der Körperstelle Blut entnehmen, wo er Schmerzen hat … Wer sich schröpfen lassen will, soll dies nüchtern tun, weil dann der schleimige Saft getrennt vom Blut ausfließen kann …"*

## Schwitzbäder

Schwitzbäder (mit Ziegelsteinen) sind besonders für dicke und fette Leute zur Entgiftung geeignet, für magere Leute eher nicht.

## Seifenkraut

Vertreibt schlimme Säfte, die der Lunge schaden.

## Sellerie

Innerlich, gekocht: verschafft gesunde Säfte

## Smaragd

Äußerlich: Gegen Lymphknoten-Schwellungen, Allergien im HNO-Bereich, Schnupfen, Stirn-, Nasennebenhöhlen-Entzündung

## Stärkungsrezepturen (SÜ/90)

(ggf. Rücksprache mit dem/-r Arzt/Ärztin)
Stärkungselixier, -pulver, Kapseln: Pfingstrose, Fenchel, Galgant, Diptam, Habichtskraut. Pulver morgens zum Frühstück eine Messerspitze.

- Rp. Stärkungskapseln
- Fl. Paeoniae 0,5 g
- Fr. Foeniculi 4,0 g
- Rhiz. Galangae 2,0 g
- Rad. Dictamni 2,0 g
- Hb. Pilosellae 1,0 g
- m. f. caps. 100 St.
- 1 Kapsel morgens

## Störfeldsanierung

Die häufigsten „Störfelder" sind Zähne, Darm, Narben, Nasennebenhöhlen, Mandeln, Blinddarm. Manchmal müssen Störfelder operativ entfernt werden, häufig genügt Neuraltherapie oder Akupunktur. Es gibt auch eindeutige Beziehungen zwischen dem örtlichen Auftreten von Tumoren und dem Ort eines Störfeldes im Körper, vor allem auch bei Krebs.

### Thymian
Innerlich: Mindert schlechte Säfte.

### Topas
Äußerlich: Widersteht der Wärme und dem Gift. Wenn in Speise und Trank Gift ist.

### Veilchen
Hildegard schreibt dazu:

> *„… Nimm Veilchen, presse den Saft aus und siebe ihn durch ein Tuch. Wiege den dritten Teil vom Gewicht Olivenöl ab sowie ebenso viel (Ziegen-)Bockfett wie Veilchensaft, siede alles in einem neuen Topf auf und bereite daraus eine Salbe … Salbe dann die Körperstelle ringsherum und auch oben darauf, wo der Krebs und andere Viren den Menschen verzehren … Und sie werden sterben, wenn sie von der Salbe gekostet haben …"*

### Vogelmiere
Äußerlich (Umschläge): gegen Blutergüsse, Wundheilungsstörungen.

### Wacholder
Äußerlich (Schwitzbad) v. a. bei Fieber, Infektionen, Allergien.

### Wasserlinse
Hildegard schreibt dazu:

*„Die Wasserlinse mindert (innerlich) unnütze Säfte (falsch-warme und falsch-kalte Säfte, von denen die Kolik entsteht, und sie verhindert dadurch, dass die schlechten Säfte im nüchternen Zustand auftreten oder sich nach dem Essen bilden …" (C.C. 209, 22 ff.)*

**Weihrauch**
Innerlich und äußerlich gegen Tinnitus, Kopfdruck, Migräne, Konzentrationsmangel.

**Weinessig**
Innerlich: Mindert die Säfte und reinigt von Unrat.

**Weinraute**
Äußerlich (mit Petersilie, Umschläge) gegen Gicht, Rheuma und Osteoporose.
Weinrauten-Salbe: Zur Stärkung der Nieren, Ausleitung und Entgiftung.

- Tinct. Rutae HAB 10,0 g
- Tinct. Absinthii HAB 5,0 g
- Tinct. Thymi vulg. HAB 1,0 g
- Tinct. Asperul.odor HAB 1,0 g
- Tinct. Betonicae HAB 1,0 g
- Tinct. Lycopodii HAB 1,0 g
- Adeps caprae 10,0 g
- Ung. cordes ad 30,0 g
- Oleo rosae verae 0,03 g
- m.f.ung. (S-Ü/90)

## Weinrebe

Äußerlich (Umschläge): gegen Hautgeschwüre und infizierte Wunden

## Wermut-Wein

*„Wenn der Wermut frisch ist, dann zerstampfe ihn, presse den Saft durch ein Tuch aus. Dann koche Wein mit Honig (nicht zu stark) und gieße von diesem Saft soviel in den Wein, dass der Wermutgeschmack den Wein und den Honiggeschmack übertrifft. Das trinke vom Mai bis zum Oktober jeden dritten Tag nüchtern vor dem Frühstück. Es beseitigt in dir die Nierenschwäche und die Melanche (Schwarzgalle) und klärt deine Augen und stärkt dein Herz und lässt nicht zu, dass deine Lunge krank wird. Es wärmt den Magen (Darm) und reinigt die Eingeweide und bereitet eine gute Verdauung."*

- allgemeine Entgiftung und Entschlackung
- Reinigung von Verschleimung
- Stoffwechsel-Leiden
- stärkt Magen-Darm-Trakt
- Entzündungen
- Bronchitis, Grippe

## Ysop

Hildegard schreibt über den Ysop (P.L. 1156 A -C):

*„Der Ysop ist von trockener Natur und ist gemäßigt warm, ist von so großer Kraft, dass*

*sogar der Stein ihm nicht widerstehen kann, der dort wächst, wo der Ysop hingesät wird. Und wenn man ihn oft isst, reinigt er den kranken und stinkenden Schaum der Säfte, wie die Wärme im Topf den Schaum aufwallen lässt …"*

- Der Ysop ist für alle Speisen nützlich. Gekocht oder pulverisiert ist er aber nützlicher als roh.
- Gegessen macht er die Leber ‚querck' und reinigt etwas die Lunge. Aber auch wer hustet und an der Leber Schmerzen hat und wer dämpfig ist und an der Lunge leidet, von denen soll jeder Ysop entweder mit Fleisch oder mit Fett essen, und es wird ihm besser werden.
- Wenn aber einer Ysop nur dem Wein oder nur dem Wasser beifügt und ihn isst, wird er davon mehr geschädigt als gefördert werden.
- innerlich
- Entgiftung
- über Leber und Lunge

**Zaunrübe**
Gegen Entzündungen und Vergiftungen. Mindert die Kräfte des Giftes.

**Zimt**
Innerlich: Mindert üble Säfte und bereitet gute Säfte.

**Zypresse**
Äußerlich (Warmbad) gegen Schwäche, Müdigkeit, Depressionen

6

# Anhang

# Literatur

Berkmüller, Alfons, Huber, Margot: Leib und Seele – Hildegard-Heilkunde in neuer Sicht, Verlag Margot Huber, München, 2005

Berkmüller, Alfons, Huber, Margot: Krebs, Ursachen und Heilung, 2005, Radio Maria e. V. Kapellenweg 7, 88145 Opfenbach/Wigratzbad – Tel. 07302/4085

Berkmüller, Alfons, Huber, Margot: Erkenntnisse der Krebs-Forschung, 2005, Radio Maria e. V. Kapellenweg 7 – 88145 Opfenbach/Wigratzbad – Tel. 07302/4085

Berkmüller, Alfons, Huber, Margot: Entstehung von Krebs, 2005, Radio Maria e. V. Kapellenweg 7 – 88145 Opfenbach/Wigratzbad – Tel. 07302/4085

Berkmüller, Alfons, Huber, Margot: Krebs, Psychosomatische Ursachen, Therapie-Ansätze, 2005, Radio Maria e. V. Kapellenweg 7 – 88145 Opfenbach/Wigratzbad – Tel. 07302/4085

Berkmüller, Alfons, Huber, Margot: Krebs, Therapie-Ansätze, 2005, Radio Maria e. V. Kapellenweg 7 – 88145 Opfenbach/Wigratzbad – Tel. 07302/4085

Berkmüller, Alfons, Huber, Margot: Nieren-Erkrankungen, 2005, Radio Maria e. V. Kapellenweg 7 – 88145 Opfenbach/Wigratzbad – Tel. 07302/4085

Berkmüller, Alfons, Huber, Margot: Haut-Krankheiten und Allergien, 2005, Radio Maria e. V. Kapellenweg 7 – 88145 Opfenbach/Wigratzbad – Tel. 07302/4085

Berkmüller, Alfons, Huber, Margot: Die Selbstheilungskräfte im Menschen, Radio Maria e. V. Kapellenweg 7 – 88145 Opfenbach/Wigratzbad – Tel. 07302/4085

Böckeler, Maura: Wisse die Wege (Scivias). Otto Müller Verlag, Salzburg, 1975

Daunderer, M.: Klinische Toxikologie, Band 1–7, Econ-Verlag, München, 1989

Daunderer, M.: Handbuch der Umweltgifte, ecomed, München, 1990

Daunderer, M.: Handbuch der Amalgamvergiftungen, ecomed, München, 1992

Derolez, A., Dronke, P.: Liber Divinorum Operum (LDO): Corpus Christianorum, Brepols, Turnholti, 1996

Forster, Edeltraud (Hrsg.): Hildegard von Bingen, Zum 900. Geburtstag, Herder, 1998

Führkötter, Adelgundis: Liber Scivias: Hildegardis Scivias; Corpus Christianorum, Brepols, 1978

Führkötter, Adelgundis: Das Leben der heiligen Hildegard von Bingen, Otto Müller Verlag, Salzburg, 1980

Gronau, Eduard: Hildegard von Bingen, Christiana Verlag, Stein am Rhein, 1985

Hertzka, G., Strehlow, W.: So heilt Gott, Christiana Verlag, Stein am Rhein, 1997

Hertzka, G., Strehlow, W.: Die Große Hildegard-Apotheke, Christiana Verlag, Stein am Rhein, 2003

Kaiser, Paul: Liber Compositae Medicinae, Hildegardis Causae et Curae (CC); Lipsiae. B. G. Teubner 1903; Nachdruck: Basler Hildegard-Gesellschaft, Basel, 1980, zitiert als C.C.K.

Koss, Marta: Die Frauenheilkunde der Hildegard von Bingen, Dissertation der Friedrich-Wilhelms-Universität Berlin, 1942

Migne, J. P.: S. Hildegardis abbatissae opera omnia, Patrologiae Cursus Completus, Paris 1855, Spalten 1117–1352

Migne, J. P.: Parrologia Liber Simplicis Medicinae, Hildegardis Physica Latina (PL); Tomus 197, Paris 1855; Nachdruck: Basler Hildegard-Gesellschaft, Basel, 1982

Pernoud, Regine: Hildegard von Bingen, Herder Verlag, 1996

Pitra, J. P., Card.: Liber Vita Meritorum. Analecta Sanctae Hildegardis, Tomus 8, Typis Sacri Montis Casinensis, Paris, 1882

Riethe, Peter: Hildegard von Bingen, Übersetzung der Physica, Das Buch von dem inneren Wesen der verschiedenen Naturen in der Schöpfung. Nach den Quellen übersetzt und erläutert, Otto Müller Verlag, Salzburg, 1959

Rubach, A., Schulte-Uebbing, C.: Ohrakupunktur in der Geburtshilfe. In: Propädeutik der Ohrakupunktur, 3. überarbeitete u. erweiterte Auflage, Hippokrates, Stuttgart, 2009, S. 136–S. 145

Schipperges, H.: Der Mensch in der Verantwortung (Vita Mer.), Otto Müller Verlag, Salzburg, 1972, Welt und Mensch (LDO), Otto Müller Verlag, Salzburg, 1965

Schulte-Uebbing, C.: Traditionelle Westliche Phytotherapie nach Hildegard von Bingen, Beispiele aus der Frauenarzt-Praxis, Internationaler Kongress Hildegard von Bingen, Konstanz, 16.–18.4.2010

Schulte-Uebbing, C.: High dose vaginal vitamin D treatment against Dysplasia (CIN I, II), Chronical recurrant Cervicitis and Stress Incontinance. Menopause Kongress, University of Vienna, Austria, 11.12.2010

Schulte-Uebbing, C., Schlett, S.: Chronical cervical infections and Dysplasia (CIN I, CIN II) Vaginal high dose vitamin D treatment, A new effective method, Archives of Gynecology and Obstetrics, Springer 2/2011

Schulte-Uebbing, C., Schlett, S.: Vitamin D bei PAP III D und Zervizitis, Deutsche Zeitschrift für Onkologie (German Journal of Oncology), 3/2010, S. 117–121

Schulte-Uebbing, C.: Endokrine Effekte von Schwermetallen, Schwermetall Workshop, Deutsche Ärztegesellschaft für Klinische Metall Toxikologie, Baden Baden 11/2010

Schulte-Uebbing, C., Schlett, S.: Vitamin D Therapie bei Belastungsinkontinenz, gynäkologie + geburtshilfe, 11/2010

Schulte-Uebbing, C., Schlett, S.: Vaginale Vitamin D Anwendung, Workshop Beckengesundheit, Kongress für Gynäkolog(inn)en, Ostseebad Damp, 9/2010

Schulte-Uebbing, C.: Macht „verpestete Luft" heute weniger krank?, Stellenwert der Umweltmedizin heute, Naturarzt, 10/2010

Schulte-Uebbing, C.: BIK Belastungsinkontinenz (BIK) – Vitamin D kann helfen, Erfahrungsheilkunde, 9/2010

Schulte-Uebbing, C., Vatheuer, I.: Phytotherapie für die Gynäkologische Praxis, Internationaler Kongress, Gotland, Schweden, 1.7.–4.7.2010

Schulte-Uebbing, C.: Toxikologische, infektiologische und immunologische Aspekte des Mammakarzinoms, Klinikum Rechts der Isar, Technische Universität, München, 4/2009

Schulte-Uebbing, C.: Diagnostik und Entgiftung von Schwermetallen zur Prophylaxe und Therapie Endokrinologischer und Onkologischer Erkrankungen, 9. Konferenz der GSAAM, München, 4/2009

Schulte-Uebbing, C.: Dekorporierung abgelagerter Kalziumsalze. Ein wichtiger Mechanismus in der angewandten Umweltmedizin. CO MED 02/2009, S. 20–21

Schulte-Uebbing, C.: Breast Cancer, Heavy Metals, Immuno Stimulation and Chelation Therapy Concepts, Deutsche Gesellschaft für Onkologie DGO, Baden Baden 10/2007

Schulte-Uebbing, C.: Immunological Aspects of Breast Cancer, Onkologie Symposium, Bad Aibling 5/2007

Schulte-Uebbing, C.: Umweltmedizinische Aspekte des Anti-Aging, Workshops, Internationale Ärztekongresse „Anti-Aging", Universität Heidelberg, Berlin, Wien, 2003

Schulte-Uebbing, C.: Haltung statt Lifting und Jugendpillen? Fachartikel „Anti Aging", Naturarzt, 02/2002, S. 8–11

Schulte-Uebbing, C.: Kopfschmerzen (Cephalgien, umweltmedizinische und endokrinologische Ursachen), Fachartikel, Naturarzt, 08/2002, S. 8–11

Schulte-Uebbing, C.: Genitalinfektionen. In: Umweltbedingte Frauenkrankheiten, Sonntag-Verlag, Stuttgart, 1994

Schulte-Uebbing, C., Zahn, V.: Sterilität aus umweltmedizinischer Sicht, LMU München, 1992

Schulte-Uebbing, C: Schwermetall-Metabolismus bei Endokrinologischen Krankheiten, Workshop, Frankfurt, 3/1990

Schulte-Uebbing, C.: Breast Cancer and Heavy Metals, Applied Environmental Medicine, Workshop, 2/1990

Schulte-Uebbing, C.: „DHEA substitution" In: Umweltbedingte Frauenkrankheiten, Sonntag-Verlag, Stuttgart, 1995

Schulte-Uebbing, C.: Naturheilkundliche Referate bei Ärzte-Fortbildungen, u.a. bei der Sebastian Kneipp-Akademie, Bad Wörishofen, beim Zentralverband der Ärzte für Naturheilverfahren (ZÄN), Freudenstadt, bei Tagungen der Erfahrungsheilkunde, Baden-Baden, der Deutschen Ärztegesellschaft für Akupunktur (DÄGfA), der Münchner Hildegard-Gesellschaft e.V., der Internationalen Gesellschaft Hildegard von Bingen, Basel etc. 1994, 1995, 1996, 1997

Schulte-Uebbing, C.: Colon-Immun-Stimulations-Therapie (C.I.S.T.), In: Neumayer, P., Halbig, K. (Hrsg.): Das Krebshandbuch, Koha-Verlag, 1995, S. 41–48

Schulte-Uebbing, C., Schulte-Uebbing, E.E.: Immun-Therapien, In: Neumayer, P., Halbig, K. (Hrsg.): Das Krebshandbuch, Koha-Verlag, 1995, S. 123–134

Schulte-Uebbing, C.: Krebs ganzheitlich behandeln, In: Neumayer, P., Halbig, K. (Hrsg.): Das Krebshandbuch, Koha-Verlag, 1995, S. 113–122

Schulte-Uebbing, C.: Colon-Hydro-Therapie. Ein neues Therapieverfahren für die onkologische Praxis, NATUM Kongressband „Ganzheitliche Onkologie", Herausgeber Arbeitskreis NATUM (Naturheilkunde und Umweltmedizin in der Frauenheilkunde) der DGGG (Deutschen Gesellschaft für Gynäkologie und Geburtshilfe), Hrsg.: B.Tietze, S. Weinschenk, Hippokrates Verlag, Stuttgart, 2000, S. 102–111

Schulte-Uebbing, C.: Umweltmedizinische Aspekte der Allergischen Rhinitis, In: Handbuch der Heuschnupfentherapie, Konventionelle Therapie, Bewährte Naturheilverfahren, Hrsg.: K.-H. Friese, Sonntag-Verlag, Stuttgart, 2000, S. 211–217

Schulte-Uebbing, C.: Therapie-Ansätze der Hildegard-Medizin zur Behandlung der Allergischen Rhinitis, In: Handbuch der Heuschnupfentherapie, Konventionelle Therapie, Bewährte Naturheilverfahren, Hrsg.: K.-H. Friese, Sonntag-Verlag, Stuttgart, 2000, S. 168–171

Schulte-Uebbing, C.: Akupunktur und Traditionelle Chinesische Medizin (TCM) zur Behandlung der Allergischen Rhinitis, In: Handbuch der Heuschnupfentherapie, Konventionelle Therapie, Bewährte Naturheilverfahren, Hrsg.: K.-H. Friese, Sonntag-Verlag, Stuttgart, 2000, S. 73–96

Schulte-Uebbing, C.: Akupunktur für Schwangerschaft, Geburt und Wochenbett – Lehrbuch für Geburtshelfer und Hebammen, W. de Gruyter, Berlin, New York, 2000

Schulte-Uebbing, C.: Colon Immun Stimulations Therapie (C.I.S.T.), Sonntag-Verlag, Stuttgart, 2000

Schulte-Uebbing, C.: Praxis-Studie: Prä- und postoperative Therapie der Endometriose mit Traditioneller Westlicher Phytotherapie, Workshop für Ärzte, LMU München 2003

Schulte-Uebbing, C.: Hl. Hildegard – Frauenheilkunde, Haug-Verlag, 2000

Schulte-Uebbing, C.: DÄGfA-Workshops: Indikationen für Akupunktur, Traditionelle Phytotherapie nach Hildegard, TCM, 1997–2004

Schulte-Uebbing, C.: NATUM-Workshops: Traditionelle Phytotherapie im Vergleich, TCM & Hildegard Medizin, seit 1999

Schulte-Uebbing, C.: Hl. Hildegard – Kinderheilkunde, Pattloch-Verlag, 1997

Schulte-Uebbing, C.: Angewandte Umweltmedizin, Sonntag-Verlag, Stuttgart, 1996

Schulte-Uebbing, C., Berkmüller, A.: Hl. Hildegard – Krebsheilkunde, Pattloch-Verlag, 1996

Schulte-Uebbing, C.: Umweltbedingte Frauenkrankheiten, Sonntag-Verlag, Stuttgart, 1995

Schulte-Uebbing, C.: Umweltbedingte Kinderkrankheiten (mit vielen Hildegard-Rezepturen) Sonntag-Verlag, Stuttgart, 1996

Schulte-Uebbing, C.: Hl. Hildegard – Umweltmedizin, Pattloch-Verlag, 1995

Schulte-Uebbing, C.: Erfahrungsberichte aus der umweltmedizinisch orientierten Frauenarzt-Praxis, Workshops für Gynäkologen, Universitätsfrauenklinik Heidelberg, 1994–1997

Schulte-Uebbing, C.: Hl. Hildegard – Frauenheilkunde, Pattloch-Verlag, 1994

Schulte-Uebbing, C., Spechter, A., Zahn, V.: Ganzheitliche Entgiftungs- und Ausleitungskonzepte bei gynäkologischen Erkrankungen: Traditionelle Westliche Phytotherapie, Gynäkologen-Kongress, 1994

Schulte-Uebbing, C., Zahn, V.: Postoperative Nachbehandlung des Uterus Myomatosus mit Traditioneller Westlicher Phytotherapie, Gynäkologen-Kongress, 1993

Schulte-Uebbing, C., Zahn, V.: Behandlung intramuraler Myome mit Traditioneller Westliche Phytotherapie, vorgestellt beim Gynäkologen-Kongress, 1992

Schulte-Uebbing, C., Zahn, V.: Vorlesungen: „Umweltmedizin", „Frauenheilkunde", „Endokrinologie", „Angewandte Toxikologie", seit 1990

Schulte-Uebbing, C., Zahn, V.: Umweltschutz im Krankenhaus, Kongressband, Internationaler Kongress für Umweltmedizin und Hygiene Berlin, 10/1990

Schulte-Uebbing, C., Zahn, V.: Umweltmedizinische Aspekte im Kreißsaal, Workshop TU München, 11/1990

Schulte-Uebbing, C., Zahn, V.: Das Syndrom der Polycystischen Ovarien (PCO-Syndrom) aus umweltmedizinischer Sicht, Ludwig-Maximilians-Universität, München, 1993

Schulte-Uebbing, C. Zahn, V.: Sterilität aus umweltmedizinischer Sicht, Ludwig-Maximilians-Universität, München, 1992

Schulte-Uebbing, C., Zahn, V: Umweltmedizinische Aspekte habitueller Aborte, Ludwig-Maximilians-Universität, München, 1992

Schulte-Uebbing, C.: Umweltmedizinische Aspekte in der Schwangerschafts- und Geburtsmedizin, In: Med-Report, Nr.19, 11/1990

Schulte-Uebbing, C.: Vorträge „Traditionelle Westliche Phytotherapie nach Hildegard", Bad Wörishofen, Baden Baden, Freudenstadt, seit 1989

Schulz, Hugo: Ursachen und Behandlung der Krankheiten, München, 1933; Nachdruck: 6. erg. Aufl., Basler Hildegard-Gesellschaft, Basel, 1990, zitiert als C. C. Sch.

Storch, Walburga: Vollständige Übersetzung Scivias, Pattloch, 1991, Im Feuer der Taube, Die Briefe, Pattloch, 1997

Strehlow, W.: Die klassische Hildegard-Heilkunde – das Gesundheitsprogramm: Magen- und Darmleiden, Herz- und Kreislauferkrankungen, Krebs und Abwehrschwäche, Rheuma und Gicht, Hautkrankheiten, Frauenheilkunde, Knaur Verlag, München

Strehlow, W.: Hildegard-Heilkunde von A–Z, Knaur Verlag, München, Originalausgabe Dezember 1993, letzte Auflage 2008

Strehlow, W.: Hildegard-Medizin für alle Tage, Knaur Verlag, München, Originalausgabe 2001

Strehlow, W.: Das Hildegard von Bingen Kochbuch, Heyne Verlag, München, 9. Auflage 2002

Strehlow, W.: Das Gesundheitsprogramm. Altes Heilwissen für die Krankheiten von heute, Knaur Verlag, München, 2004

Strehlow, W.: Lebensweisheiten der hl. Hildegard, Kanisius Verlag, 2005: Aus dieser Reihe sind nur noch im Hildegardzentrum erhältlich: Maß und Maßlosigkeit, Durchbruch zur Liebe, Heil, Heilung, Heilig

Strehlow, W.: Die Psychotherapie der Hildegard von Bingen, Knaur Verlag, 2010

Strehlow, W.: Die Ernährungstherapie der Hildegard von Bingen, Rezepte, Kuren, Diäten. Vollständig überarbeitete Neuausgabe, Knaur Verlag, 2009

Zahn, V., Schulte-Uebbing, C.: Vorlesung „Umweltmedizin", Ludwig-Maximilians-Universität, München, seit 1990

# Sachregister

## H

## S